RÉPONSES À VOS QUESTIONS

NOUVELLE ÉDITION

LA MALADIE D'ALZHEIMER

Dr Carol SZEKELY
Frédérique OUVRARD

SOLAR

ISBN : 978-2-263-04342-0
Code éditeur : S04342
Dépôt légal : février 2007

Aux patients, aux familles pour la richesse humaine qu'ils ont su m'apporter
Aux soignants du service pour leur patience, leur dévouement et leur professionnalisme
À celui qui ne se souvient jamais de rien...

Carol Szekely

À mon mari, Sylvain Joubert, qui a fait de ma vie une joie et une paix quotidiennement renouvelées, qui a éclairé mon esprit en me menant sans cesse sur la voie de la réflexion. Au nom de nos partages, au nom de notre lien : au-delà du dicible...
À ma grand-mère toujours présente...
À mon père, à tout ce qui nous lie...
À ma mère, pour toute l'avancée de sa réflexion...
À ma tante, pour son soutien permanent...
À Laetitia, Maylis et Julien...
À Héléna, à nos partages « d'âme à âme » et « parce que c'est nous deux... »
À tous les soignants de l'hôpital Charles Richet pour leur richesse humaine et leur dévouement...
À tous les patients touchés par cette maladie, au nom de leur identité...
À toutes les familles accompagnant leur parent sur cette route douloureuse...

Frédérique Ouvrard

Sommaire

Introduction

La maladie d'Alzheimer touche, selon les estimations, 5 % des personnes de plus de 60 ans en France, et 25 % des personnes de plus de 85 ans. Cette maladie neurodégénérative entraîne chez les personnes qui en souffrent des troubles cognitifs irréversibles, qui conduisent à une dépendance croissante. Dans près de 47 % des cas, les proches doivent avoir recours à un placement en institution car ils n'ont plus la possibilité d'assumer la lourde charge de leur parent malade.

Alors que les consultations de la mémoire ont du mal à répondre actuellement à la forte demande, un accroissement net du nombre de cas de maladie d'Alzheimer est attendu en France, à raison d'une augmentation de 24 % entre 2000 et 2010 d'après l'étude épidémiologique PAQUID qui suit des personnes âgées depuis 1988. Nous sommes donc face à un problème de santé publique important, dont l'impact sera fort sur le plan de la prise en charge médico-sociale.

En effet, la maladie n'affecte pas seulement le malade lui-même : elle bouleverse par répercussion l'ensemble de son environnement familial et social. Les troubles de la mémoire, premiers symptômes de la maladie, vont se combiner avec des troubles du langage, des gestes, de la reconnaissance et du comportement. Tous ces phénomènes vont retentir sur la vie du malade et de sa famille, non seulement du fait d'une perte progressive de l'autonomie, mais aussi parce qu'ils entravent la qualité de la relation. Les familles, confrontées à une maladie qu'elles ne maîtrisent pas, à la transformation d'un parent proche qu'elles ont du mal à reconnaître, se trouvent souvent démunies.

Qualifiée médicalement de démence (nous emploierons d'ailleurs, tout au long de l'ouvrage, le terme de « démence » dans son sens médical), la maladie d'Alzheimer peut aussi faire peur à l'entourage : comment réagir lorsque l'on ne connaît pas son processus et que l'on voit soudain une personne aimée adopter des comportements aberrants ou incompréhensibles ? Pourtant, les proches sont, plus que tous les traitements médicamenteux ou non, le pilier essentiel de la prise en charge du malade. Ce sont eux qui le connaissent, qui interagissent le mieux avec lui, qui peuvent lui donner les repères et l'entourage affectif dont il a tant besoin.

Mais ce n'est pas une tâche facile. De nombreuses questions se posent tout au long de l'accompagnement : sur la maladie, sur le ressenti de la personne touchée, sur les difficultés matérielles de la prise en charge, mais aussi sur son propre épuisement, sur son sentiment d'impuissance ou d'isolement. La lettre que nous avons tenu à faire figurer ci-après, écrite par la fille d'une femme atteinte de la maladie d'Alzheimer, offre un exemple poignant de telles interrogations.

Cet ouvrage est destiné à vous guider tout au long de ce cheminement afin de vous donner le plus d'outils, de soutien pour accompagner au mieux votre parent. Il tente de répondre aux questions que vous vous posez le plus fréquemment, et de vous aider à mieux connaître le processus de la maladie afin d'être moins démuni.

« Ma mère Marie-Louise est décédée à l'âge de 89 ans, elle avait la maladie d'Alzheimer depuis très, très longtemps mais je ne m'en doutais pas. C'est après en avoir eu la preuve, trop flagrante, que j'ai retracé son comportement étrange. Marie-Louise était d'une nature autoritaire, dure, et j'ai incriminé son comportement étrange, violent et souvent consternant dans ses propos à cette méchanceté qui la caractérisait. Elle avait à peine 60 ans, peut-être même moins.

Pourquoi les différents généralistes qui la voyaient ne faisaient-ils pas de rapprochement avec cette sénilité précoce ? Certains le savaient mais n'ont rien dit. Pourquoi s'octroient-ils le droit de se taire ? Parfois, le malade même aimerait le savoir pendant qu'il est encore conscient. Mais, dans tous les cas, la famille souhaiterait le savoir pour adapter son attitude et mieux comprendre.

Pourquoi ne réunit-on pas immédiatement la famille pour les prévenir de ce qui va arriver et les accompagner dans une épreuve qui s'avère de plus en plus difficile au fil du temps ? Pourquoi ne me suis-je aperçue de rien ? J'étais sa fille et je n'ai pas compris. J'ai un sentiment de honte envers ma mère à qui je demande souvent pardon.

Comment se déclenche la maladie ? Qui choisit-elle comme victime et sur quoi se base-t-elle ? Y a-t-il un rapport entre la bonne et la mauvaise santé ? Ma mère était en pleine santé longtemps après le début de sa maladie. Alors, y a-t-il un gène prédominant qui favorise son développement ? Est-elle héréditaire ? Je crois que oui. Quels sont les premiers symptômes qui peuvent mettre en alerte l'entourage direct ? Doit-on en parler avec son médecin sans peur d'être jugé ? J'avais cependant remarqué chez Marie-Louise, depuis 25 ans au moins, de fortes poussées de violence et de colère et un besoin très grand de dire des méchancetés sur son entourage. J'attribuais cela à son refus de vieillir. Comment se tester soi-même afin d'éviter à ceux que l'on aime de vivre des souffrances ? Pourquoi le corps se détériore-t-il de façon différente chez les êtres humains pour en arriver à un stade de grabataire ? Pour-

quoi, progressivement, ne reconnaissent-ils plus ceux qu'ils ont aimés ? Souffrent-ils quand ils sont dans leur monde à eux ? Pourquoi semblent-ils se comprendre entre eux lorsqu'ils parlent alors que nous sommes là, impuissants à capter leurs secrets ?

Lorsque le malade est devenu presque inconscient, qu'il ne parle plus, entend-il ce qu'on lui dit, souffre-t-il ? Je me suis posé cent fois cette question et, là aussi, personne n'a pu ni confirmer ni infirmer la souffrance. Comment des personnes douces et agréables toute leur vie, comme mon grand-père maternel, le père de Marie-Louise, peuvent-elles en arriver à vouloir tuer quelque chose qui fait du bruit parce que ça les gêne alors qu'il s'agit d'un bébé qui pleure ? Mon oncle paternel est mort lui aussi de cette douloureuse maladie, les deux branches de la famille se trouvent atteintes...

Aussi, pourquoi la maladie peut-elle toucher des personnes dès la trentaine ? C'est horrible de les voir conscientes, parfois même de leur maladie, et tout de suite après en pleine folie. Le corps de Marie-Louise diminuait peu à peu jusqu'à n'être pas plus gros que celui d'un enfant de 10 ans et complètement défiguré. Elle était méconnaissable. C'est encore plus difficile à vivre. Ne peut-on pas arrêter cette déchéance ?

Pourquoi, ayant perdu toute notion du temps, cherchent-ils toujours à s'enfuir ? Que représente cette fuite pour eux, puisqu'ils ne connaissent plus rien ?

Pourquoi refuse-t-on la réalité lorsque le verdict tombe, cinglant, à l'annonce de cette maladie ? Comment réagir devant le malade, encore conscient, sans lui faire peur et pourquoi, ensuite, le placement en maison spécialisé est-il si dur ? Pourtant, il faut souvent en arriver là, à cause de la violence du malade qui devient plus forte à chaque crise. Et pourquoi, dans ce cas précis, est-ce si dur et avons-nous l'impression soudaine de ne plus les aimer, de les détester... Je ne sais pas comment communiquer avec eux mais j'ai constaté que ceux qui continuent à parler, dans leur langage, gardent plus long-

temps la mobilité de leurs gestes... Je me demande comment faire pour oublier cette maladie, si douloureuse à vivre pour l'entourage ; la hantise est omniprésente et je ne peux pas m'empêcher de penser qu'un jour elle me rattrapera. Chaque oubli ou erreur que je fais dans la journée devient une obsession. Je vis avec une peur. Suis-je la seule ? »

F. D., juillet 2003.

Chapitre 1

Connaître la maladie

1 Qu'est-ce que la maladie d'Alzheimer ?

La maladie d'Alzheimer est une affection neurologique qui se traduit par une dégénérescence progressive se poursuivant jusqu'à la fin de la vie. Bien avant l'apparition des premiers symptômes, le cerveau est touché par des lésions (diminution du nombre de neurones, apparition de plaques) irréversibles. En fonction des zones du cerveau atteintes, la personne va perdre peu à peu ses fonctions cognitives.

Les fonctions cognitives

Les fonctions cognitives gèrent quatre grands domaines d'activité de notre cerveau. Il s'agit, schématiquement, de :
- l'acquisition, le traitement et l'intégration de l'information,
- la mémoire,
- la pensée et le raisonnement,
- l'expression (ou la communication).

Les symptômes qui vont apparaître seront donc principalement et en premier lieu des troubles de la mémoire, du langage, de la reconnaissance, de la réalisation des gestes, mais aussi du comportement, etc. Sur le plan médical, on parle de démence (cf. question 2).

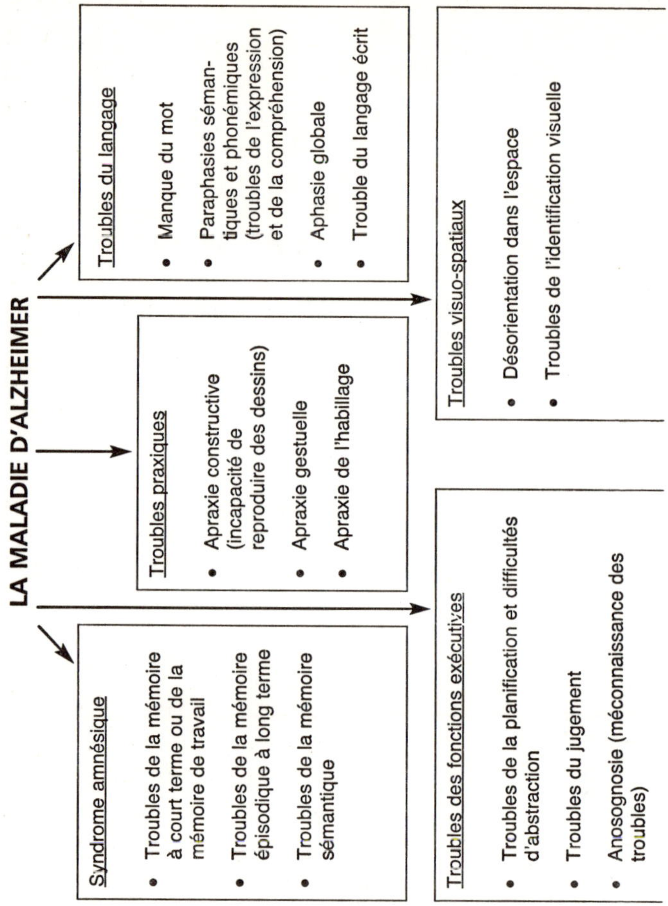

On ne connaît pas l'origine exacte de cette maladie, décrite en 1906 par le psychiatre allemand Alois Alzheimer (1864-1915). On sait cependant qu'elle résulte le plus souvent d'un faisceau de causes, parmi lesquelles on trouve notamment une prédisposition génétique (cf. question 4). Elle n'est pas contagieuse mais peut toucher plusieurs personnes de la même famille. Son traitement est actuellement très difficile et repose essentiellement sur la prise en charge des symptômes et l'amélioration de l'environnement, deux domaines dans lesquels le rôle de la famille ou des proches est primordial.

2 | Pourquoi parle-t-on de démence ?

Étymologiquement, le terme « démence » vient du latin *dementis*, qui renvoie à la perte de l'esprit (*mens* signifiant « esprit » en latin), à un vide psychique. On situe l'apparition de ce terme au XIVe siècle dans la langue française, au début du XIXe siècle dans le champ médical.

Une petite histoire de la démence

Les travaux du psychiatre Philippe Pinel sont les premiers, au début du XIXe siècle, à associer ce terme à l'abolition de la pensée. À l'époque, l'idée de démence renvoie à l'aliénation mentale, c'est-à-dire la folie.

Le psychiatre français Jean Étienne Dominique Esquirol, pionnier de la psychiatrie moderne, en propose ensuite (au milieu du XIXe siècle) une description plus fine : « La démence est une affection cérébrale caractérisée par l'affaiblissement de la sensibilité, de l'intelligence, de la volonté. » Il établit ainsi la distinction entre « démence » et « psychose » – cette dernière correspondant à un trouble mental caractérisé par la perte du contact avec la réalité, une désorganisation de la personnalité et une transformation délirante du vécu.

Un élève d'Esquirol, Étienne Georget, mettra ensuite en évidence l'aspect irréversible de la démence, qui se distingue en cela de la « confusion » et des « mélancolies ». À cette époque, on croit à l'hypothèse selon laquelle la démence est due à une usure de l'organe (le cerveau, en l'occurrence) sous l'effet de l'âge ou de la maladie mentale.

Alzheimer et la démence

En 1906, à Francfort, le jeune médecin Alois Alzheimer découvre des lésions cérébrales nouvelles lors de l'autopsie du cerveau de patients atteints de démence. Alzheimer parle alors d'une « maladie particulière du cortex cérébral ». Les patients ont été atteints par la maladie à un âge relativement jeune (50 à 60 ans), souffrant de ce que l'on nomme alors une forme d'« aliénation précoce du déclin de la vie ». Cette pathologie, dont on découvre qu'elle correspond à des lésions du cerveau, sera ensuite qualifiée de « maladie d'Alzheimer » : ce terme sera employé pour la première fois en 1912, dans le traité de psychiatrie du Dr Emil Kraeplin, lui-même professeur d'Alois Alzheimer... Les classifications de l'époque distinguent les démences préséniles (parmi lesquelles se trouve à ce moment la maladie d'Alzheimer) et les démences séniles (qui atteignent les personnes âgées). On se rendra compte avec le temps que la maladie d'Alzheimer, quel que soit l'âge auquel elle survient, correspond toujours à un même faisceau de symptômes, et que des démences autrefois jugées « naturelles » avec l'âge peuvent être le fait d'une maladie.

Au début du XXe siècle, on identifie de nouvelles maladies neurodégénératives comme la maladie de Pick ou la maladie de Creutzfeldt-Jakob. La découverte d'un traitement contre la démence syphilitique remet en question la notion d'irréversibilité des démences. Enfin, dans les années 1960, l'évolution des connaissances permet à la communauté scientifique d'admettre que certaines démences peuvent être traitées, parfois guéries.

3 La maladie d'Alzheimer est-elle fréquente ?

La maladie d'Alzheimer est la plus fréquente des démences (voir ce terme question 2), puisqu'elle correspond à 45 % des démences et 80 % des démences dégénératives. Elle est devenue aujourd'hui une problématique en termes de santé publique. Cette prise de conscience est liée au vieillissement de la population observé dans les pays industrialisés, alors que parallèlement on sait que la maladie d'Alzheimer touche plus fréquemment les personnes âgées. On estime, selon les données publiées par la Haute Autorité de Santé (HAS) en 2000, qu'en France :
– 5 % des plus de 65 ans,
– 25 % des plus de 85 ans,
sont atteints de la maladie d'Alzheimer.

Sachant que le nombre de personnes dépendantes en Europe est d'environ 9 millions, on peut estimer, par extrapolation, qu'environ 3 millions de personnes sont concernées par la maladie d'Alzheimer. Plus précisément, on évalue à ce jour à 860 000 le nombre de personnes atteintes de la maladie d'Alzheimer en France, et l'incidence est estimée à 225 000 nouveaux cas par an. Cependant ces chiffres ne concernent que les cas diagnostiqués : on suppose que le nombre réel de personnes touchées est bien plus important.

Aux États-Unis, on estime que cette maladie touchera 8 millions de personnes en 2050. La découverte d'un traitement permettant de retarder de quelques mois l'évolution des symptômes conduirait à une diminution significative de ces chiffres. Ainsi on comprend l'enjeu d'un dépistage précoce de cette maladie sur le plan de la santé publique.

4 | La maladie d'Alzheimer est-elle héréditaire ?

La maladie d'Alzheimer peut être considérée comme un syndrome ayant plusieurs causes possibles. Parmi ces causes, il est possible que le facteur génétique joue un rôle. Schématiquement, on trouve deux formes de la maladie d'Alzheimer : l'une pour laquelle le facteur génétique est une hypothèse parmi d'autres ; l'autre, dite « forme familiale », qui est due à des anomalies génétiques.

Dans le premier cas, on sait que le risque de développer une maladie d'Alzheimer est multiplié par trois lorsqu'un parent du premier degré a été atteint par cette maladie. Il l'est par sept si plus d'un membre de la famille a été touché. Le fait d'avoir un membre de sa famille atteint est donc un facteur de risque supplémentaire, mais ne veut dire en aucun cas que l'on va développer soi-même la maladie.

Le second cas, celui des formes familiales, est plus rare : il constitue environ 2 % des cas de maladie d'Alzheimer et correspond à des formes précoces de la maladie, vers l'âge de 40 ans. On connaît à ce jour trois gènes dont des mutations sont responsables d'une forme familiale. Cette forme de la maladie reste encore inexpliquée.

Dans le cas d'une agrégation familiale, c'est-à-dire une accumulation de cas à l'intérieur d'une famille, on suppose que la maladie se développe suite à l'intervention de plusieurs gènes.

5 | Quelles sont les causes de la maladie d'Alzheimer ?

En dehors des causes génétiques (cf. question 4), l'origine de la maladie d'Alzheimer est mal connue.

Les données actuelles permettent de retenir comme facteurs de risque : l'âge, les antécédents familiaux de démence (voir ce terme question 2), l'hypertension artérielle, le diabète et l'hypercholestérolémie. Certaines études soulignent que la maladie est plus fréquente parmi les personnes de faible niveau d'éducation, c'est-à-dire a priori celles qui sollicitent le moins leurs fonctions cognitives. Mais des études récentes révèlent que le faible niveau d'éducation n'est pas un facteur de risque en soi. Si la maladie apparaît plus tardivement chez des sujets au niveau culturel élevé (du fait d'une stratégie de compensation), une fois déclarée, elle évolue, en revanche, beaucoup plus rapidement que chez un sujet faiblement cultivé.

D'autres facteurs ont été évoqués mais restent controversés, comme la trisomie 21, la dépression, l'anxiété, la consommation de tabac et d'alcool, le fait d'avoir subi un traumatisme crânien ou des anesthésies générales, ou de boire régulièrement une eau à forte concentration en aluminium.

Enfin, depuis quelques années, on évoque une interaction possible entre la maladie d'Alzheimer et les maladies cérébrovasculaires (qui touchent la circulation sanguine dans le cerveau). Il s'agit d'affections différentes, mais qui peuvent se potentialiser. En effet, la maladie d'Alzheimer survient à un âge où se produisent plus souvent des accidents vasculaires.

6 Le fait de vivre plus longtemps augmente-t-il le risque de développer une maladie d'Alzheimer ?

Statistiquement, la maladie d'Alzheimer touche plus fréquemment les personnes âgées (cf. question 3). Cependant, on l'a vu dans la question 5, les causes de la maladie sont multiples et diverses, l'âge ne représentant que l'un des facteurs de risque. Pour une même tranche d'âge, les personnes sont par ailleurs loin d'avoir des capacités identiques. Ces différences peuvent être liées à des facteurs génétiques et éducationnels, ou à l'existence de pathologies associées.

On distingue ainsi plusieurs types de vieillissement cognitif :

– le vieillissement cognitif normal, lors duquel la personne va avoir des performances cognitives équivalentes, voire supérieures à celles de personnes jeunes ayant une activité importante ;
– le vieillissement cognitif pathologique.

7 Les femmes sont-elles davantage concernées par la maladie d'Alzheimer ?

Dans la population des personnes atteintes par la maladie d'Alzheimer, les femmes sont surreprésentées, même en tenant compte de la moindre longévité masculine. Selon l'étude PAQUID, au-delà de 75 ans, les proportions de sujets atteints sont de 13,2 % chez l'homme et de 20,5 % chez la femme.

8 Le fait d'être en bonne santé protège-t-il de la maladie d'Alzheimer ?

Il n'existe pas de rapport entre la maladie d'Alzheimer et la bonne ou mauvaise santé de la personne. Il existe des facteurs de risque bien connus décrits dans la question 5.

9 La maladie d'Alzheimer peut-elle être d'origine psychologique ?

Certains cliniciens se sont demandés si le fait de développer la maladie d'Alzheimer ne correspondait pas à une signification particulière pour le malade.

En 1990, le psychiatre Jean Maisondieu publie un ouvrage intitulé *Le Crépuscule de la raison.* Si sa théorie n'a pas suscité l'adhésion de tous, elle a eu le très large mérite de penser la maladie sous un autre angle que celui de la dégénérescence neuronale. En effet, l'auteur défend l'idée que les démences (voir ce terme question 2) peuvent avoir un sens qui dépasserait la simple biologie. Dans son approche, il lie l'idée de la démence à celle de la mort : la démence surviendrait au moment où le sujet fuit l'idée de sa propre mort et efface son visage dans le miroir, « à ce moment-là, il sort du circuit social, du *logos*, et entre dans le monde de la démence, dans le champ des Thanatoses. Admis à l'orée de sa vie dans la communauté langagière par le biais d'un miroir accueillant, il en sort lorsque son image ne peut plus s'y inscrire ». La démence serait donc, dans cette acception, un mode de défense contre l'angoisse de mort.

Notre expérience de plusieurs années de consultation montre que les patients pour lesquels était posé le diagnostic de maladie d'Alzheimer présentent souvent une histoire de vie marquée par des événements très douloureux (deuils nombreux, séparations douloureuses). Ces événements ont engendré des syndromes dépressifs qui n'ont à l'époque été pris en charge ni sur le plan médicamenteux ni sur le plan psychothérapeutique.

Face à cette constatation se pose la question suivante : développe-t-on la maladie « par hasard » ou dans le cadre d'une fuite, d'une tentative d'oublier ces événements ? Au cours des consultations, il arrive que des familles nous expliquent que les troubles de leur parent ont débuté suite au décès d'un proche ou à une séparation ; elles s'interrogent sur l'existence d'un lien entre la maladie d'Alzheimer et les événements douloureux de vie. Là encore, il reste à définir si la maladie d'Alzheimer a réellement débuté après le décès ou si elle passait inaperçue avant cet événement. Cette réflexion présente donc l'intérêt d'élargir la réflexion sur l'origine des démences au-delà de la biologie. Elle introduit l'idée d'une intentionnalité, d'un objectif : celui d'arrêter de penser, parce que la vie serait trop douloureuse à penser.

Il ne s'agit pas simplement de philosophie, car si l'on se fonde sur cette théorie, la prise en charge s'oriente vers une tout autre dimension que celle de la stimulation des fonctions cognitives habituellement proposée. Elle s'y oppose même, puisque solliciter ce que le malade tente de mettre entre parenthèses ne serait que faire violence à son désir de ne plus penser. Dans cette optique, traiter la maladie d'Alzheimer dans le champ médical serait un refus de voir que la personne ne veut plus penser : le praticien se contenterait de mettre tous les symptômes sur le dos de la maladie dont le patient serait la victime, sans envisager que ce dernier peut être acteur de sa propre vie. Toujours selon ce point de vue, la médicalisation de la prise en charge déresponsabiliserait l'entourage en le déculpabilisant et en lui évitant de se poser des questions sur l'origine des troubles... laquelle origine pourrait le remettre lui-même en question.

Cette théorie a donc le large mérite de penser la maladie d'Alzheimer sous un autre angle que celui du mauvais fonctionnement organique. L'expérience clinique montre qu'il existe parfois des liens entre des événements de vie douloureux, la souffrance liée à la vieillesse et à la perspective de la mort, et la survenue d'un état de démence. Toutefois, ces hypothèses n'ont pas de validation scientifique.

10 Certains disent que la maladie d'Alzheimer est une forme de suicide. Que penser de cette théorie ?

Bien que l'origine organique de la maladie d'Alzheimer soit admise par tous, certains praticiens conçoivent la démence (voir ce terme question 2) comme un équivalent suicidaire. Même s'il s'agit là d'une hypothèse très controversée, ces auteurs vont jusqu'à parler d'une forme d'automutilation. Selon cette théorie, en s'orientant vers la démence, les patients choisissent ce chemin suicidaire comme une autre manière de quitter la vie. Ce « compromis démentiel », comme le nomme le Dr Louis Ploton, serait une forme de mort sociale choisie par la personne, une manière pour elle de « renoncer à rencontrer les autres en même temps que ceux-ci renoncent à [la] rencontrer ». Ce retrait, ce désinvestissement entraîneraient une baisse fonctionnelle de ses performances intellectuelles ou instrumentales. Au fur et à mesure, la non-utilisation durable d'une fonction altérerait son niveau de performance, ce qui reviendrait d'une certaine manière à « désapprendre ». Les lésions organiques ne seraient alors que la résultante des modifications du support neurologique des fonctions atteintes.

Si effectivement le processus démentiel entraîne des pertes irrémédiables qui peuvent s'apparenter à un cheminement vers la mort, que ce soit dans les relations aux autres ou dans la notion d'identité, pouvons-nous réellement penser que ces pertes sont intentionnelles ?

11 Quels sont les signes annonçant la maladie ?

Les troubles cognitifs de la maladie d'Alzheimer n'apparaissent pas brutalement mais insidieusement, sur plusieurs années. Il est difficile d'établir la frontière entre vieillissement normal et pathologique, en l'absence de définition simple de la normalité chez les personnes âgées. Chez le sujet jeune, la normalité est définie par l'absence de toute pathologie. Mais avec l'âge apparaissent toujours des modifications des perceptions telles que la presbytie (baisse de l'acuité visuelle) ou la presbyacousie (baisse de l'efficience auditive), qui peuvent altérer indirectement le fonctionnement de la mémoire, par défaut de perception. De plus, le vieillissement s'accompagne d'une augmentation de la fréquence des affections chroniques comme les troubles cardiovasculaires (insuffisance coronarienne, hypertension artérielle) et les pathologies rhumatismales responsables de douleurs. Il est essentiel de déterminer une population permettant d'établir des données normatives au regard des tests neuropsychologiques afin d'avoir des critères pour séparer le normal du pathologique. Dans l'état actuel des connaissances, il est très difficile de distinguer le déclin lié au vieillissement (qui s'accentuera progressivement avec l'âge) des troubles qui peuvent être secondaires aux pathologies (lesquelles augmentent également de fréquence avec l'âge).

En présence des facteurs de risque (cités en question 5), les troubles de la mémoire sont en général les premiers symptômes perceptibles de la maladie, bien que tous les troubles de la mémoire ne soient pas nécessairement liés à cette affection (cf. question 36). Certains signes inquiétants, habituellement niés ou largement minimisés par le malade Alzheimer, doivent mettre « la puce à l'oreille » et amener à consulter un médecin, d'autant qu'il est essentiel de pouvoir poser un diagnostic le plus tôt possible. Ces signes sont les troubles de la mémoire portant sur les faits récents : par exemple, votre parent a oublié, à plusieurs reprises, que vous étiez venu le voir la veille.

12 On me dit que ma mère souffre d'« oubli malin ». Qu'est-ce que cela signifie ?

Au cours de ces dernières années, un large consensus semble avoir été dégagé pour classer les personnes âgées en trois catégories selon leurs performances cognitives (cf. encadré question 1) :

1) celles dont les performances cognitives sont analogues à celles des sujets « normaux » de même âge et de même niveau culturel, qu'ils se plaignent ou non de troubles de la mémoire (présence ou non d'une plainte mnésique) ;

2) celles qui remplissent les critères de démence (cf. question 18) ;

3) un groupe intermédiaire de personnes, qui se plaignent du fonctionnement de leur mémoire, présentent un déficit cognitif pathologique, mais insuffisamment sévère pour répondre aux critères de démence.

Pour ce troisième groupe, on parle d'« oubli malin », ou MCI *(Mild Cognitive Impairment)* selon la terminologie anglo-saxonne. Il s'agit d'individus qui présentent un risque d'évoluer vers une démence dans les années suivantes. Ces personnes manifestent, en dehors de toute autre atteinte, des troubles de la mémoire qui seront confirmés par les tests neuropsychologiques, mais n'auront pas à ce stade de retentissement sur l'autonomie. Cette phase peut précéder l'installation de démences dégénératives ou vasculaires. Pour autant, toutes les personnes souffrant d'oubli malin ne développeront pas nécessairement une démence.

13 Quels sont les stades d'évolution de la maladie d'Alzheimer ?

Trois stades d'évolution de la maladie sont distingués :

1) Stade léger : à ce stade, la personne présente des troubles mnésiques portant essentiellement sur les faits récents. Les autres fonctions cognitives paraissent préservées. Ce n'est que lors d'un examen neuropsychologique approfondi que des troubles (langage...) vont être objectivés. L'autonomie est discrètement altérée.

2) Stade modéré : les troubles de la mémoire se majorent avec désorientation temporospatiale. Les troubles du langage sont apparents (« manque du mot »), de même pour la réalisation des gestes complexes. Le comportement se modifie : désintérêt, labilité émotionnelle, agitation, agressivité, troubles du comportement alimentaire (anorexie, le plus souvent) et troubles du sommeil (la personne dort le jour et non la nuit). L'autonomie est de plus en plus réduite.

3) Stade sévère : à ce stade, les troubles de la mémoire sont majeurs, touchant à la fois les événements récents et anciens. Le langage est de plus en plus altéré : le manque du mot est fréquent, de même que les paraphasies sémantiques (emploi d'un mot pour un autre : « bureau » pour « commode », par exemple), le langage se détériore, touchant la compréhension. En fin d'évolution, la personne devient mutique.

Les apraxies sont invalidantes, touchant les gestes les plus simples, ce qui entraîne une dépendance majeure.[1]

Les troubles du comportement (déambulation, troubles alimentaires, sommeil, etc...) se majorent.

14 Peut-on mourir de la maladie d'Alzheimer ?

Non, on ne peut pas mourir de la maladie d'Alzheimer. Cependant les complications survenant au

1. Une incontinence urinaire, parfois fécale, apparaît. Le malade est alors en perte totale d'autonomie et doit être aidé pour tous les actes de la vie quotidienne. Il devient grabataire.

cours et en fin d'évolution de la maladie sont en général fatales. Ainsi, les personnes touchées peuvent souffrir d'un état d'anorexie sévère responsable d'une dénutrition protéino-énergétique grave, qui entraînera une sensibilité augmentée aux infections. Les malades affaiblis contracteront plus facilement des infections pulmonaires ou urinaires, tandis que l'alitement prolongé aura pour conséquence l'apparition d'escarres (qui sont des plaies provoquées par le contact prolongé entre certaines parties du corps et le lit). C'est cet état de fragilité extrême qui sera responsable du décès, et non la maladie elle-même.

15 La maladie d'Alzheimer a-t-elle un impact sur la durée de vie ?

On estime que la maladie d'Alzheimer évolue en moyenne sur 7 à 10 ans. Cependant, il existe une grande variabilité interindividuelle. De plus, cette moyenne correspond à une évolution observée à partir du moment où le diagnostic clinique est porté, sachant que la maladie elle-même a débuté bien avant de façon « silencieuse ». C'est pourquoi il est très difficile de dire, pour un individu donné, quelle sera son espérance de vie à partir du diagnostic, car ce dernier peut être posé à différents stades de la maladie.

L'impact de la maladie sur la durée de vie n'est pas dû, semble-t-il, à la pathologie elle-même, mais aux complications associées (cf. question 14). Le grand public est désormais sensibilisé à la maladie d'Alzheimer et les familles sont en général plus attentives aux premiers signes, mais il faudra encore de nombreuses années pour réussir à poser un diagnostic précoce.

16 Existe-t-il des traitements efficaces contre la maladie d'Alzheimer ?

Il existe depuis plusieurs années sur le marché une classe de médicaments – les inhibiteurs de la cholinestérase (Aricept®, Exelon®, Reminyl®) – indiquée dans le traitement de la maladie d'Alzheimer dans ses formes légères, modérées et modérément sévères. Sachez que ce traitement ne guérit pas la maladie, qui continuera de toute façon à se développer. Cependant, ces médicaments permettent dans la plupart des cas de ralentir son évolution, parfois même ils apporteront une amélioration des troubles cognitifs ou du comportement. Avant tout, leur intérêt majeur est de retarder la perte d'autonomie et le placement en institution. Ces traitements sont assez bien tolérés, même s'ils provoquent parfois au début quelques troubles digestifs (nausées, vomissements, diarrhées). Leur prescription doit être effectuée la première fois par un médecin spécialiste – neurologue, gériatre ou psychiatre. Un médecin généraliste pourra ensuite renouveler l'ordonnance.

Une nouvelle classe thérapeutique, les modulateurs de la glutamate (Ebixa®), est recommandée pour les formes modérées, modérément sévères et sévères de la maladie. Ces médicaments améliorent sensiblement les troubles cognitifs et du comportement.

Ces quatre médicaments sont remboursables à 100 % dans le cadre de l'ALD (affection longue durée) maladie d'Alzheimer.

Certains traitements, indiqués pour d'autres types de troubles susceptibles de survenir au cours de la maladie, peuvent être prescrits. Trop souvent, certains neuroleptiques sont ainsi proposés alors qu'ils peuvent aggraver les symptômes des patients. Les nouvelles classes de neuroleptiques dites atypiques (Risperdal®) peuvent cependant être d'une grande aide pour atténuer les troubles du comportement et les états délirants (voir cette expression question 63) si elles sont prescrites pour un temps limité. Si votre parent présente un syndrome dépressif, il est impératif que le médecin lui prescrive des antidépresseurs : les nouvelles générations (de la famille des inhibiteurs de la sérotonine, comme Zoloft®, Seropram® ou Deroxat®) sont efficaces et bien tolérés par les personnes âgées.

En cas d'insomnie, si le médecin prescrit un hypnotique, nous recommandons également d'utiliser les traitements de nouvelle génération (Stilnox®), qui ont moins d'effets indésirables sur la vigilance et les troubles de la mémoire.

Quels que soient les traitements prescrits à votre parent, il est essentiel de savoir qu'ils n'arrêtent pas la maladie et que, dans tous les cas, le rôle de l'entourage est primordial à la fois pour le bien-être et la prise en charge du malade.

Depuis que ces médicaments ont été prescrits, un autre regard est porté sur la maladie, favorisant la reconnaissance des malades par la société ainsi que par les professionnels de santé. L'intérêt est désormais plus accentué sur les formes peu symptomatiques, pour lesquelles une prise en charge thérapeutique médico-psychosociale individualisée sera proposée. Cette dernière permettra un accompagnement plus personnalisé des patients et des aidants.

Chapitre 2

Diagnostiquer la maladie d'Alzheimer

17 Qui peut diagnostiquer la maladie d'Alzheimer ?

Le diagnostic de la maladie d'Alzheimer est en général réalisé par des spécialistes dans le cadre d'une consultation mémoire ou d'une consultation d'évaluation gérontologique. Il peut se faire suite à l'orientation du patient par son médecin traitant, mais aussi à la demande directe du patient ou de la famille.

La consultation permet à la fois de poser le diagnostic et d'évaluer l'état des fonctions cognitives du patient. Pour cela, un bilan clinique est réalisé par un gériatre, un neurologue ou un psychiatre. Puis des tests neuropsychologiques sont proposés par un psychologue spécialisé en neuropsychologie (cf. questions 21 à 23).

Ces consultations ont lieu :

- dans les hôpitaux disposant d'une consultation mémoire,
- dans les structures d'accueil de jour,
- dans les hôpitaux de jour qui, en règle générale, sont rattachés à une unité hospitalière spécialisée,
- au détour d'une hospitalisation en service de gériatrie.

Du fait de la multiplication des centres de consultation mémoire, le diagnostic de maladie d'Alzheimer est établi de plus en plus tôt mais reste malgré cela encore posé trop tardivement.

18 Quels sont les critères de diagnostic ?

Ces critères se fondent sur les critères de classification de la démence (voir ce terme question 2), que l'on trouve principalement dans le Manuel de diagnostic et de statistiques des maladies mentales (DSM) rédigé par l'Association Psychiatrique Américaine.

La classification de la démence

Pour faire le diagnostic d'une probable ou possible maladie d'Alzheimer, on se réfère aux codifications internationales des critères de démence, en particulier ceux qui sont établis dans :

Le DSM III révisé (1987)

La troisième version du DSM (appelée DSM III) publiée en 1984 a modifié de façon essentielle la définition de la démence, en plaçant le trouble de la mémoire au centre de la pathologie, ce qui n'était pas le cas dans les versions précédentes. Le DSM III a également été novateur par sa prise en considération du retentissement de la maladie sur la vie sociale du patient. Cependant, lors de sa première publication, le DSM III ne différenciait pas la maladie d'Alzheimer des autres démences dégénératives dites primaires (c'est-à-dire se manifestant en dehors de toute autre pathologie).

Trois ans plus tard, la version du DSM III sera révisée et fera apparaître le terme de « démence dégénérative primaire de type Alzheimer » avec la distinction de deux formes : présénile (avant 65 ans) et sénile.

Le DSM IV

Publié en 1994, le DSM IV (ou quatrième version du DSM) modifiera les critères de la démence.

Les critères diagnostiques de la maladie d'Alzheimer selon le DSM IV

A/ Apparition de déficits cognitifs multiples, comme en témoignent à la fois :
(1) une altération de la mémoire (altération de la capacité à apprendre des informations nouvelles ou à se rappeler les informations apprises antérieurement) ;
(2) une (ou plusieurs) des perturbations cognitives suivantes :
- aphasie (perturbation du langage),
- apraxie (altération de la capacité à réaliser une activité motrice malgré des fonctions motrices intactes),
- agnosie (impossibilité de reconnaître ou d'identifier des objets malgré des fonctions sensorielles intactes),
- perturbation des fonctions exécutives (faire des projets, organiser, ordonner dans le temps, avoir une pensée abstraite).

B/ Les déficits cognitifs des critères A(1) et A(2) sont tous les deux à l'origine d'une altération significative du fonctionnement social ou professionnel et représentent un déclin significatif par rapport au niveau du fonctionnement antérieur.

C/ L'évolution est caractérisée par un début progressif et un déclin cognitif continu.

D/ Les déficits cognitifs des critères A(1) et A(2) ne sont pas dus :
(1) à d'autres affections du système nerveux central qui peuvent entraîner des déficits progressifs de la mémoire et du fonctionnement cognitif (par exemple : maladie cérébrovasculaire, maladie de Parkinson, maladie de Huntington, hématome sous-dural, hydrocéphalie à pression normale, tumeur cérébrale) ;
(2) à des affections générales pouvant entraîner une démence (par exemple : hypothyroïdie, carence en vitamine B12 ou en folates, pellagre, hypercalcémie, neurosyphilis, infection par le VIH) ;
(3) à des affections induites par une substance.

E/ Les déficits ne surviennent pas de façon exclusive au cours de l'évolution d'un délirium.

F/ La perturbation n'est pas mieux expliquée par un trouble de l'Axe I (par exemple : trouble dépressif majeur, schizophrénie).

Le DSM n'est pas la seule classification existante. L'Organisation mondiale de la santé (OMS) publie une

Classification Internationale des Maladies (appelée CIM) dans laquelle les critères de démence ont comme originalité de prendre en compte les troubles non cognitifs (par exemple les troubles du comportement) et d'imposer une persistance des troubles sur 6 mois.

Actuellement, ce sont les critères du *National Institute of Neurology Communicative Disorders and Stroke-Alzheimer's Disease and Related Disorders Association* (NINCDS-ADRDA), définis par G. Mac Khann et ses collaborateurs en 1984, qui permettent de poser le diagnostic d'une « possible » ou « probable » maladie d'Alzheimer avec une spécificité de 85 %.

Les critères du NINCDS-ADRDA

Pour effectuer le diagnostic, le médecin spécialiste interroge en consultation le patient et l'entourage sur les troubles existants et le moment de leur apparition. Il procède à un examen clinique, puis demande un scanner et un examen biologique. Ensuite, des tests neuropsychologiques seront effectués (cf. question 23). À partir des résultats de l'ensemble de ces examens, comparés aux critères de référence de diagnostic, le médecin peut s'orienter ou non vers un diagnostic de maladie d'Alzheimer.

Nous présentons ici ces critères dans leur forme brute, mais ils seront explicités tout au long de l'ouvrage, au fil des questions correspondantes.

Les critères diagnostiques de la maladie d'Alzheimer selon le NINCDS-ADRDA

Les critères cliniques de « maladie d'Alzheimer probable » sont les suivants :

- Une démence diagnostiquée à partir de l'observation clinique, documentée par le *Mini Mental State* (ou MMS, qui est un test permettant d'évaluer certaines fonctions du cerveau, cf. annexe 2) ou d'autres tests similaires, et confirmée par des épreuves neuropsychologiques (destinées à faire le lien entre le déficit cognitif et d'éventuelles lésions du cerveau, cf. question 23).

- Une altération d'au moins deux fonctions cognitives (par exemple troubles du langage et troubles gestuels).
- Une altération progressive de la mémoire et des autres fonctions cognitives.
- L'absence de trouble de la conscience.
- Une survenue entre 40 et 90 ans, le plus souvent au-delà de 65 ans.
- L'absence de désordres systémiques ou d'une autre maladie cérébrale pouvant rendre compte, par eux-mêmes, des déficits mnésiques et cognitifs progressifs (par exemple si le patient souffre d'une démence à corps de Léwy, il présentera des troubles de la mémoire associés à d'autres troubles cognitifs comme les troubles de l'attention, d'évolution progressive, mais il ne s'agira pas de la maladie d'Alzheimer).

Si le patient correspond aux critères ci-dessus, le médecin appuie son diagnostic sur :

- La détérioration progressive des fonctions cognitives spécifiques telles que le langage (aphasie), les habiletés motrices (apraxie) et perceptives (agnosie).
- La perturbation des activités de vie quotidienne et la présence de troubles du comportement.
- Une histoire familiale de troubles similaires.
- Les résultats de certains examens comme l'étude du liquide céphalorachidien (qui est alors normal), un électroencéphalogramme ou EEG (également normal ou siège de perturbations non spécifiques comme la présence d'ondes lentes), un scanner (qui montrera la présence d'une atrophie cérébrale d'aggravation progressive).

D'autres caractéristiques cliniques viennent renforcer le diagnostic de « maladie d'Alzheimer probable », après exclusion d'autres causes :

- La présence de périodes de plateau (l'état du patient se stabilise) au cours de l'évolution.
- La présence de symptômes tels que dépression, insomnie, idées délirantes, illusions, hallucinations, exacerbation brutale de manifestations verbales, émotionnelles ou physiques, incontinence, désordres sexuels et perte de poids.
- La présence d'autres anomalies neurologiques, surtout aux stades évolués de la maladie, qui s'expriment notamment par des signes moteurs tels qu'une hypertonie (accroissement pathologique du

tonus musculaire), des myoclonies (contractions brèves et involontaires d'un muscle) ou des troubles de la marche.
- L'apparition de crises semblables aux crises d'épilepsie, appelées crises comitiales, dans les stades tardifs.
- Les résultats du scanner cérébral, normal pour l'âge.

Inversement, certains signes rendent le diagnostic de « maladie d'Alzheimer probable » incertain ou improbable :
- Un début brutal.
- Un déficit neurologique concernant une zone précise (« déficit focal ») tel que hémiparésie (paralysie légère d'une moitié du corps), hypoesthésie (baisse de la sensibilité), déficit du champ visuel ou incoordination motrice à un stade précoce.
- Des crises convulsives ou troubles de la marche en tout début de maladie.

Poser un diagnostic certain

À ce jour, les spécialistes peuvent s'appuyer sur un consensus établi par la Haute Autorité de Santé (HAS), qui fait reposer le diagnostic sur la conjonction entre :
- le bilan neuropsychologique,
- l'imagerie (scanner cérébral, IRM cérébrale)
- le bilan biologique,
- l'histoire de la survenue des troubles.

Il faut savoir que dans l'état actuel des connaissances, le diagnostic de maladie d'Alzheimer est toujours probabiliste (d'où l'utilisation de l'expression « maladie d'Alzheimer probable »). En effet, la certitude de la maladie ne s'obtient qu'en réalisant une biopsie du cerveau – ce qui est rarement fait du vivant du malade – ou par l'examen du cerveau après le décès. Ainsi, les critères définis par le NINCDS-ADRDA pour le diagnostic d'une « maladie d'Alzheimer certaine » correspondent à l'addition de deux types d'éléments :
- les critères cliniques de « maladie d'Alzheimer probable » (décrits ci-dessus),

– la preuve histologique apportée par la biopsie ou l'autopsie.

19 À quoi sert l'imagerie médicale dans le diagnostic ?

L'imagerie médicale ne permet pas à elle seule le diagnostic de la maladie. Cependant, elle a deux fonctions lors de l'établissement du diagnostic :

– écarter d'autres causes possibles des symptômes constatés (par exemple une tumeur cérébrale) ;
– apporter des éléments supplémentaires pour remplir les critères de diagnostic (cf. question 18).

Par ailleurs, l'imagerie peut être utilisée pour observer l'évolution de la maladie et mieux comprendre cette dernière. En effet, le scanner cérébral (ou tomodensitométrie) et l'imagerie par résonance magnétique (IRM), plus précise, permettent d'étudier les lésions du cerveau, fournissant des informations fondamentales.

Schéma du cerveau

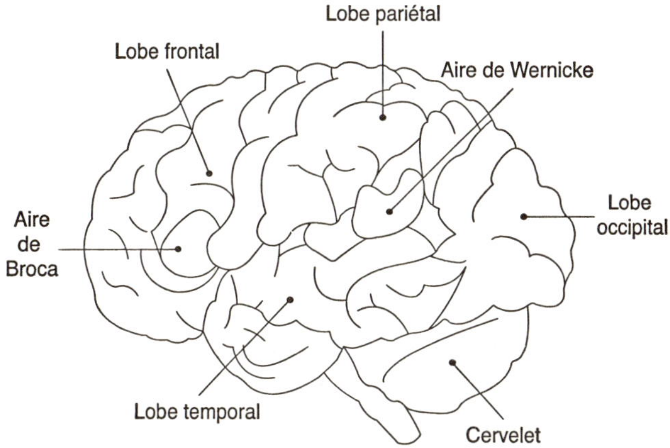

La scintigraphie permet d'observer au début de la maladie d'Alzheimer un hypométabolisme (c'est-à-dire une activité moindre) de certaines zones du cerveau qui sont moins bien irriguées : il s'agit des régions temporales et pariétales des deux hémisphères cérébraux. Au cours de l'évolution de la maladie, on observera l'apparition d'une diminution du débit cérébral au niveau de la région frontale. Les experts s'accordent pour penser que le cerveau du patient souffre d'atrophie bien avant que la personne ne manifeste les premiers symptômes de la maladie.

20 Mon médecin traitant sait-il reconnaître une maladie d'Alzheimer ?

Le médecin traitant doit être vigilant aux premiers signes possibles de la maladie d'Alzheimer, car ils sont insidieux. Il ne fera pas le diagnostic de la maladie, mais peut en reconnaître les premiers signes, qui lui permettront d'orienter le patient vers un spécialiste. De votre côté, il ne faut pas hésiter à consulter dès que vous observez des troubles de la mémoire chez votre parent ou que celui-ci se plaint : « J'oublie souvent les mots ou je ne retrouve plus mes affaires, je perds mes clés. »

Le médecin traitant pourra faire passer à son cabinet un premier test global appelé MMS (pour *Mini Mental State*) ou test de Folstein (cf. question 23 et annexe 2). Ce test, coté sur 30, est simple d'utilisation et peut être réalisé en 10 à 15 minutes. Il est un bon indicateur de suivi. En général, si la personne obtient à ce test un score inférieur à 26, le médecin orientera le patient vers une consultation spécialisée pour réaliser un bilan plus approfondi (cf. question 22).

21 Qu'est-ce qu'un neuropsychologue ?

Un neuropsychologue est un psychologue qui s'est spécialisé dans le domaine de la neuropsychologie. En tant que psychologue, il a suivi une formation universitaire de cinq années, orientée vers la clinique, c'est-à-dire l'observation des patients (d'où le titre de « psychologue clinicien »). Il a pu se spécialiser soit au cours de ces cinq années (par exemple en terminant ses études par un Master 2 de neuropsychologie), soit par la suite lors d'une formation spécifique (par exemple un DU, ou Diplôme Universitaire, de neuropsychologie). Il peut aussi avoir choisi une spécialité proche de la neuropsychologie ou adaptée à la prise en charge des personnes âgées (diplôme de psychologie du vieillissement par exemple).

Le neuropsychologue qui choisit de travailler auprès de personnes âgées peut exercer :

- En institution (hôpital de jour, service hospitalier, maison de retraite, etc.) ; l'évaluation psychologique est alors prise en charge dans le cadre de l'hospitalisation du patient ou d'une consultation à l'hôpital de jour ;
- en libéral, où les évaluations seront à la charge du patient.

La neuropsychologie

La neuropsychologie consiste à établir des relations entre une fonction cognitive et une zone lésionnelle. En d'autres termes, elle étudie les signes qui font le lien entre des altérations des fonctions supérieures du cerveau (par exemple une désorientation dans le temps et l'espace) et des lésions ou des affections cérébrales (par exemple, dans ce cas, des lésions dans une région nommée « hippocampe », située dans la région temporale du cerveau, cf. schéma du cerveau question 19). Elle permet de mieux connaître le fonctionnement (ou le dysfonctionnement) de nos capacités cognitives (mémoire, langage, etc.), notamment à travers les mécanismes physiologiques.

Le neuropsychologue est donc un psychologue dont la pratique est orientée vers l'évaluation des fonctions cognitives, qu'il réalise essentiellement par l'utilisation d'une batterie de tests. Ce praticien sera donc sollicité dès que des troubles des fonctions supérieures seront observés ou supposés, afin de :
– définir s'il existe une atteinte réelle du fonctionnement cognitif,
– définir précisément les champs cognitifs dont le fonctionnement est altéré,
– déterminer le degré d'altération de ces fonctions,
– mettre en évidence parallèlement les fonctions préservées chez le sujet.

Cette démarche présente un intérêt diagnostic essentiel et donne des outils pour une meilleure prise en charge par la suite.

22 Mon parent doit effectuer un bilan neuropsychologique. À quoi cela sert-il ?

Le bilan neuropsychologique est essentiellement destiné à établir un diagnostic (cf. question 18). Il consiste en une évaluation fondée sur une série de tests. Les résultats obtenus à ces tests permettront de poser des hypothèses diagnostiques.

Le bilan est réalisé par un neuropsychologue. Il est organisé de manière à évaluer l'ensemble des secteurs de la cognition :
– les mémoires épisodique, sémantique, implicite (cf. question 34) et la mémoire de travail (cf. question 35),
– les fonctions exécutives (cf. question 25), les capacités attentionnelles,
– le langage,
– les gestes (ou praxies).

Le plus souvent, le patient est adressé à une consultation mémoire par son médecin traitant qui constate des troubles cognitifs. Dans ce cas, le bilan neuropsychologique sera demandé par le spécialiste (neurologue, gériatre) qui recevra ensuite le patient et sa famille, si celle-ci est présente. Le bilan est réalisé à la suite de la consultation, soit immédiatement après, soit quelques jours plus tard. À l'issue du bilan, les différents intervenants se réunissent pour discuter le cas. Si les signes sont évidents, un diagnostic est posé et un compte rendu adressé au médecin traitant. La famille et le patient sont informés directement. Si des doutes subsistent, une consultation est proposée à distance pour pouvoir observer l'évolution des troubles. Parfois l'évaluation neuropsychologique et la consultation par le médecin spécialiste se font au cours d'une hospitalisation, à la demande de l'équipe soignante, du patient ou de la famille. Si le diagnostic est établi, le médecin mettra le patient sous traitement. Dans tous les cas, seul un médecin est habilité à annoncer le diagnostic.

La présence de l'entourage est fondamentale lors des consultations, car elle permet d'apporter des informations sur le contexte de survenue des troubles, leur nature et leur degré de sévérité. En revanche, lors de l'évaluation neuropsychologique, seul le patient est reçu (cf. question 23).

23 | Comment se déroule le bilan mémoire ?

Avant le bilan neuropsychologique, une consultation avec le médecin spécialiste permet de réaliser une première évaluation. Les proches peuvent être présents (c'est même souhaitable). Le médecin cherchera notamment si la personne ne souffre pas de déficits sensoriels (troubles visuels, auditifs...). En effet, ceux-ci sont fréquents avec l'avancée en âge et peuvent être à l'origine d'erreurs d'interprétation.

Puis le médecin recueillera l'anamnèse du patient, c'est-à-dire des informations sur l'histoire de sa vie. Il s'agit d'étudier la nature, la date de survenue et la chronologie des troubles. Ces éléments sont fondamentaux pour orienter le diagnostic. Le médecin tentera ensuite d'évaluer dans quelle mesure la personne est consciente de ses troubles (un élément qui n'est pas anodin dans la démarche diagnostique), de mesurer d'une manière très globale certains aspects de son fonctionnement cognitif, et d'évaluer l'autonomie du sujet.

Les conditions du bilan

L'évaluation se fait idéalement en une seule fois. Cependant, si le patient est très fatigable (s'il souffre par exemple de différents troubles somatiques), le bilan peut se faire en plusieurs fois. Sa durée est fonction à la fois de :

– la batterie de tests utilisée (tests « standards » et autres tests plus spécifiques si le patient ou la famille évoquent un problème très particulier),
– du comportement du patient (s'il est peu coopérant, l'évaluation peut durer longtemps, voire être interrompue),
– de son état thymique (son humeur : s'il est déprimé, le ralentissement engendré par la dépression peut rallonger la durée d'évaluation),
– des difficultés qu'il rencontre au cours des épreuves.

L'entretien

Le patient réalise le bilan seul avec le neuropsychologue, mais ce dernier reçoit séparément la famille en vue de la soutenir et de lui apporter un éclairage sur les troubles de son parent. Le bilan commence par un entretien, dont les objectifs principaux sont :

- de mesurer à quel degré la personne a conscience de ses troubles et d'évaluer dans quelle mesure elle se plaint elle-même de troubles (plainte mnésique),
- d'évaluer son état thymique (son moral, si elle est anxieuse, déprimée, etc.),
- de mesurer la qualité de son langage, de sa mémoire en situation non dirigée,
- d'observer son comportement,
- et, au-delà du recueil d'informations, d'humaniser la situation de test.

L'évaluation

Ensuite se déroule le bilan neuropsychologique lui-même, qui a pour objectif essentiel d'évaluer le fonctionnement intellectuel de la personne, les différentes sphères de la cognition atteintes et le degré de sévérité des troubles. Son objectif est également d'identifier dans quelle mesure certaines fonctions sont préservées, une information qui permettra ensuite d'orienter la prise en charge. Pour cela, le neuropsychologue utilise une batterie de tests qu'il adapte en fonction de sa pratique et de l'état du patient. Le plus souvent, il propose :
- d'abord un MMS (voir ci-dessous), s'il n'a pas été réalisé par le médecin,
- puis une série de tests psychométriques (voir ci-dessous également).

Le Mini Mental State de Folstein

Pour commencer à réaliser l'évaluation des fonctions cognitives, un examen pourra être proposé : le MMS (*Mini Mental State* de Folstein), qui est le test de dépistage de troubles des fonctions cognitives le plus connu. Il peut être proposé à différentes reprises :
- par le médecin traitant lorsque ce dernier suspecte des troubles cognitifs (cf. question 20),

– par le médecin spécialiste lors de la consultation d'évaluation,
– par le neuropsychologue au cours du bilan neuropsychologique.

Ce test a été créé au départ pour dépister et évaluer la sévérité des démences, il n'est donc pas spécifique à la maladie d'Alzheimer. Il est assez rapide puisqu'il se passe en 10 à 15 minutes, ce qui permet une évaluation rapide et sommaire de l'ensemble des fonctions cognitives : orientation dans le temps et l'espace, encodage de mots, mémoire de travail et de calcul, mémoire des mots, langage, gestes (praxies). Le contenu de ce test peut être consulté à l'annexe 2.

Les résultats au test sont validés par un score qui s'échelonne entre 0 et 30 points. Le MMS ne permet en aucun cas de poser un diagnostic, mais il est un bon indicateur pour orienter le patient vers une évaluation plus détaillée par la suite, si nécessaire. Le médecin tiendra compte en outre de l'âge du sujet, de son état affectif (anxiété, dépression...), de son état de vigilance et de son niveau socio-culturel, qui peuvent influencer les résultats. Par exemple, lors d'une épreuve de calcul, si on demande à la personne de « compter à partir de 100 en retirant 7 jusqu'à ce que l'examinateur lui demande d'arrêter », un état anxieux peut tout à fait expliquer une difficulté à répondre correctement à cette question cotée 5 sur 30.

De même, certaines personnes de haut niveau culturel, souffrant de la maladie d'Alzheimer, vont obtenir 27/30 au MMS tandis que d'autres, au niveau culturel peu élevé, peuvent obtenir 25/30 au MMS (parce qu'ils perdent les points à l'épreuve de calcul à rebours par exemple) alors qu'elles n'ont pas de maladie d'Alzheimer.

Les trois mots du MMS

De tous les items du MMS, le plus sensible pour la maladie d'Alzheimer est le rappel différé des trois mots. Il permet d'évaluer le fonctionnement d'une certaine forme de mémoire altérée dans la maladie d'Alzheimer.

L'examinateur dit trois mots. Le patient doit les répéter et les retenir car ils lui seront redemandés plus tard. Une fois que la personne a répété les trois mots, on lui propose une épreuve de calcul : elle doit compter à partir de 100 en retirant 7 jusqu'à ce que l'examinateur l'arrête (cette épreuve est très courte). L'examinateur lui demande ensuite de rappeler les trois mots répétés quelques secondes plus tôt.

La psychométrie

Depuis le milieu du siècle dernier, la psychométrie (c'est-à-dire l'ensemble des tests évaluant le fonctionnement intellectuel) a connu un développement important. Cette discipline repose sur le postulat que toute fonction cognitive peut être mesurée, ce qui implique que, dans le cas d'une maladie, l'atteinte de chaque fonction pourra être quantifiée. La mesure de l'efficacité (ou de l'atteinte) des fonctions cognitives se fait à partir d'un certain nombre de tests, dont certains vous sont présentés ci-dessous.

Si le score au MMS semble pathologique, le neuropsychologue pourra proposer un test dit des « cinq mots » de Dubois (cf. annexe 3 pour une présentation détaillée).

Les cinq mots de Dubois

Ce test mesure le fonctionnement de la mémoire.

La personne évaluée doit lire à haute voix et retenir cinq mots (« mimosa, abricot, éléphant, chemise, accordéon »), qui appartiennent à cinq catégories sémantiques différentes (« fleur, fruit, animal, vêtement, instrument de musique »).

On lui demande ensuite « Quel était le nom de la fleur ? », etc., pour renforcer la mémorisation de l'information par la catégorie sémantique.
L'étape suivante consiste en un « rappel libre » : la personne doit citer tous les mots dont elle se souvient. Pour les mots manquants, et seulement pour ceux-ci, on lui donne la catégorie sémantique (« il y avait un animal... »), ce qui constitue le « rappel indicé » (la personne se rappelle grâce à un indice).
On note alors ce qu'on appelle la « réactivité à l'indiçage », c'est-à-dire la capacité de la personne à récupérer une information grâce à l'indice de la catégorie sémantique.
Une tâche interférente est ensuite réalisée (une épreuve de calcul par exemple) afin de laisser s'écouler un certain temps.
Puis un second « rappel libre » est réalisé : la personne doit citer tous les mots dont elle se souvient. À nouveau, pour ceux non évoqués, une aide par la catégorie sémantique lui est apportée.
Au final, on additionne le nombre de réponses correctes fournies par la personne : un score inférieur à 8/10 oriente vers l'existence d'une atteinte de la mémoire.

Ce test est intéressant pour sa bonne sensibilité aux troubles de la mémoire : si un mot n'est pas restitué (même avec l'aide par la catégorie sémantique), le test oriente le diagnostic vers la présence d'un trouble organique, et non vers des difficultés de mémoire liées à une éventuelle dépression ou à de l'anxiété (ce qui n'est pas incompatible par ailleurs). Cela n'est cependant pas suffisant pour conclure à l'existence d'une maladie d'Alzheimer.

Il n'y a pas de règles établies pour le choix des tests. L'essentiel est que tous les secteurs de la cognition soient évalués. Certains tests sont utilisés de manière assez fréquente, par exemple le test de mémoire dit de « Grober et Buschke » (cf. question 37), très sensible dans le cadre de l'évaluation diagnostique d'une maladie d'Alzheimer. Un autre test assez employé est celui appelé la « DO80 », qui évalue la qualité du langage : quatre-vingts images sont présentées une par une à la personne, qui doit les dénommer. Suivant la qualité de ses réponses, on conclut (ou pas) à l'existence de troubles du langage, dont on mesurera éventuellement le degré de sévérité.

À l'issue du bilan, une nouvelle consultation peut être demandée par le neuropsychologue pour procéder à des tests plus spécifiques. Le neuropsychologue et le médecin peuvent également demander une autre consultation à distance, soit parce que le diagnostic n'est pas évident à établir, soit pour surveiller l'évolution des troubles (quand le diagnostic est posé).

24 Pourquoi évaluer la mémoire ?

L'évaluation de la mémoire est fondamentale dans le diagnostic de la maladie d'Alzheimer. En effet, ce sont le plus souvent les troubles de la mémoire qui constituent les premiers signes et symptômes évocateurs de cette pathologie. La notion de mémoire comprend différentes entités, parmi lesquelles on distingue la mémoire dite épisodique et la mémoire dite sémantique (cf. question 34). Au début de la maladie d'Alzheimer, c'est essentiellement la mémoire épisodique qui fait défaut.

La mémoire épisodique

La mémoire épisodique fait référence à la capacité d'enregistrer :
- des faits nouveaux qui s'inscrivent à un moment donné, dans un lieu donné,
- des événements qui ont touché le sujet personnellement.

Chez les personnes souffrant de la maladie d'Alzheimer, les atteintes de la mémoire épisodique peuvent se traduire par la difficulté ou l'impossibilité du malade à se souvenir :
- de ce qu'il a mangé la veille,
- de l'endroit où il a placé ses clés,
- du lieu où se trouve son porte-monnaie,
- de certains numéros de téléphone,
- de la date d'un rendez-vous,
- d'éteindre la gazinière,

– de fermer le robinet,
– de l'endroit où il laissé sa voiture,
– etc.

Le déficit de la mémoire épisodique est à l'origine de la désorientation dans le temps et dans l'espace : le malade ne se souvient alors plus de la date du jour (dans un premier temps). Ce ne sera que plus tardivement que le malade connaîtra des difficultés d'orientation dans l'espace, parce qu'il ne se rappelle plus l'endroit où il se trouve et/ou parce qu'il souffre de troubles visuospatiaux (il ne se représente pas l'espace de la même manière qu'une personne non malade).

Au cours de l'évolution de la maladie, des troubles de la mémoire sémantique surviendront.

La mémoire sémantique

La mémoire sémantique est une mémoire des connaissances générales. Par exemple, elle permet de se souvenir :
– de la date de la prise de la Bastille,
– du début de la Première Guerre mondiale,
– etc.

Lorsque la personne concernée se plaint de ces divers troubles de la mémoire, on dit qu'elle exprime une « plainte mnésique ». Le spécialiste cherchera alors à évaluer l'importance de cette plainte en proposant un « questionnaire de plainte mnésique ».

Score de plainte mnésique d'après Mc Nair

1. Avez-vous des difficultés à vous rappeler des événements de l'actualité récente ?
2. Avez-vous des difficultés à suivre un film parce que vous oubliez ce qui vient de se passer ?

3. Vous arrive-t-il d'entrer dans une pièce et de ne plus savoir ce que vous veniez chercher ?
4. Vous arrive-t-il d'oublier de faire des choses importantes que vous aviez prévues ou que vous deviez faire (rendez-vous, factures à payer, invitation...) ?
5. Avez-vous des difficultés à vous souvenir des numéros de téléphone habituels ?
6. Vous arrive-t-il d'oublier le nom ou le prénom de personnes qui vous sont familières ?
7. Vous arrive-t-il de vous perdre dans des lieux familiers ?
8. Vous arrive-t-il de ne plus savoir où sont rangés des objets usuels ?
9. Vous arrive-t-il d'oublier d'éteindre le gaz, de fermer le robinet, de fermer la maison ?
10. Vous arrive-t-il de répéter plusieurs fois la même chose parce que vous oubliez l'avoir déjà dit ?
11. Avez-vous des difficultés à retrouver des noms propres de personnes ou de lieux ?
12. Avez-vous des difficultés à apprendre des choses nouvelles ?
13. Avez-vous besoin de tout noter ?
14. Vous arrive-t-il de perdre des objets ?
15. Vous arrive-t-il d'oublier immédiatement ce que les gens viennent de vous dire ?

Chaque réponse est cotée de 0 à 3 points :
- jamais = 0
- rarement = 1
- parfois = 2
- la plupart du temps = 3

Le score varie donc de 0 à 45 points. Le questionnaire est adressé au sujet venant en consultation pour évaluer son score de plainte mnésique. Le même questionnaire est présenté à l'accompagnant lors de la consultation afin de mesurer si la plainte du sujet correspond à la plainte de l'entourage. Ce questionnaire permet donc de mesurer le degré de conscience des troubles du sujet. On parlera d'anosognosie quand le score de l'entourage sera significativement plus élevé que celui du sujet.

Le plus souvent, le score de plainte mnésique (c'est-à-dire l'évaluation quantifiée du degré de plainte du sujet concernant le fonctionnement de sa mémoire) est faible pour les malades d'Alzheimer, ce qui signifie que ces derniers ont peu conscience de leurs troubles. Le spécialiste confronte ce score au discours des proches, lorsqu'ils sont présents au moment de la consultation. En effet, ces derniers peuvent donner des informations sur le degré de conscience du malade de ses troubles. Lorsque le patient n'a pas conscience de ses troubles, on parlera d'anosognosie, un élément qui fait pencher le diagnostic vers une maladie d'Alzheimer.

Inversement, lorsqu'un patient se plaint de façon importante de troubles de la mémoire, cela ne signifie pas nécessairement qu'il a des troubles sévères, ni même qu'il a une maladie d'Alzheimer. On pourrait même dire, d'après la pratique clinique, que, le plus souvent (mais ce n'est pas une règle), plus la plainte est importante, moins le diagnostic de maladie d'Alzheimer est ensuite posé – au regard, bien sûr, des performances réalisées aux tests. Dans ce cas en effet, la plainte est souvent davantage le reflet d'une anxiété qu'il faudra néanmoins prendre en compte.

25 Le neuropsychologue veut évaluer les « fonctions exécutives » de mon parent. De quoi s'agit-il ?

Les fonctions exécutives correspondent à un ensemble de fonctions gérées par notre lobe frontal, qui correspond à plus d'un tiers de la surface de notre cerveau (cf. schéma question 19). Ce lobe se divise en différentes parties, chacune d'entre elles renvoyant à des fonctions spécifiques. Certaines concernent notre comportement. D'autres correspondent à notre capacité à penser abstraitement et à réaliser des tâches plus ou moins complexes nécessitant un plan de travail, une organisation. Dans la vie courante, cela se traduit par la possibilité, par exemple, de planifier un trajet à réaliser qui comprend plusieurs correspondances. Le lobe frontal intervient également dans notre capacité d'attention, dans le langage, dans la mémoire, dans la résolution de problèmes, dans le traitement des informations sensorielles, dans la capacité stratégique à sélectionner les comportements nécessaires à la réalisation des projets que tout sujet peut avoir dans sa vie, dans la capacité d'autocritique. C'est, entre autres choses, une atteinte de cette région qui rend le malade « anosognosique » (non conscient de ses troubles).

Dans la maladie d'Alzheimer, ces différentes fonctions seront atteintes à différents stades de la pathologie. C'est pourquoi on cherche à les évaluer.

26 | Pourquoi évaluer le langage ?

Après les difficultés liées à la mémoire, ce sont les troubles du langage qui représentent les symptômes cognitifs les plus importants de la maladie, et ce à deux niveaux :

– parce qu'ils s'aggravent systématiquement,
– parce qu'ils ont des répercussions directes sur la relation avec l'entourage.

Il est cependant difficile de résumer les différents troubles du langage correspondant aux symptômes de la maladie d'Alzheimer. En effet, ces troubles sont variables à la fois dans leur quantité et dans leur nature. Aussi, il semblerait réducteur de définir un profil linguistique type du patient, puisque certains sujets présentent un langage longtemps résistant à la pathologie alors que chez d'autres s'installe rapidement tout un éventail de symptômes.

Quelles sont les sphères atteintes ?

Au cours de la maladie, la sphère du langage sera atteinte selon plusieurs modalités : dans son pôle expressif (capacité d'expression) et dans son pôle réceptif (capacité de compréhension). Ces altérations du langage font partie, sur le plan humain, des éléments douloureux de la maladie, car ils portent atteinte à la qualité de la relation et plus précisément à la qualité de l'échange. En effet, en termes de communication, on ne peut ignorer l'impact destructeur de l'altération du langage. Progressivement, le patient glisse dans une ère où il ne parle plus le même langage que ses interlocuteurs. D'un langage partagé, on passe alors à des langages différents : pendant que l'un (la personne non touchée par cette pathologie) conserve son langage, l'autre s'enlise dans un langage de plus en plus réduit des points de vue qualitatif et quantitatif (on parle alors de troubles phasiques), de moins en moins informatif, puis de moins en moins adapté. En effet, au fil de la maladie, du fait à la fois des troubles du langage et des troubles de la mémoire, le discours de la personne malade devient inadapté par rapport à notre réalité – ce qui ne veut pas dire qu'il n'est pas adapté à sa propre réalité.

Langage et discours

Langage et discours sont deux entités qu'il faut bien distinguer.
Le langage pourrait se définir comme un instrument de communication traduisant l'expression de la pensée : il se caractérise par un certain nombre de règles. Le discours recouvre davantage le contenu de la pensée et de la réalité du sujet. Ainsi, un discours peut être tout à fait incohérent sans que le langage ne soit atteint, c'est-à-dire que la personne va respecter les règles qui le composent.
Par exemple, une personne souffrant de pathologie psychiatrique de type psychotique peut avoir un langage tout à fait préservé (c'est-à-dire sans troubles de l'expression ni trouble de la compréhension) et tenir un discours incohérent parce que reflétant une réalité transformée par la construction délirante du patient.
Inversement, une personne peut présenter des troubles du langage (par exemple si elle est devenue aphasique à la suite d'un accident vasculaire cérébral) sans avoir un discours incohérent. En effet, si son langage ne suit plus les règles qui le régissent (du fait de lésions cérébrales), s'il est troublé dans ses modalités expressives et/ou réceptives, il ne traduit pas pour autant une atteinte de la perception de la réalité.

Dans le cas de la maladie d'Alzheimer, la sphère du langage est atteinte du fait de lésions cérébrales et le discours perd de son adéquation avec la réalité, non pas en raison de troubles psychiatriques, mais du fait de l'atteinte de la mémoire. Cette dernière, supprimant progressivement les repères dans le temps et dans l'espace, dépossédant la personne de son histoire, lui fait percevoir la réalité en fonction des repères mnésiques qui lui restent. Par exemple, une personne souffrant depuis plusieurs années d'une maladie d'Alzheimer présentera des troubles de la mémoire qui modifieront son rapport au temps et à l'espace : si la personne pense (du fait de l'atteinte de la mémoire) que nous sommes en 1950, et qu'à cette époque elle travaillait et allait chercher ses enfants le soir à la sortie de l'école, il est évident que cette désorientation rendra son discours inadapté par rapport à notre temps à nous.

Comment évoluent les troubles au cours de la maladie ?

En début de processus

Ce qui est rapporté par l'entourage ou par le malade lui-même est la difficulté à trouver ses mots : on nomme cela le « manque du mot ». En règle générale, le langage spontané est fluent, c'est-à-dire non marqué par un manque du mot. Le manque du mot se caractérise par :

- l'utilisation de plus en plus fréquente de mots comme « chose, trucs, machin, etc. »,
- le recours à la définition du mot quand celui-ci est difficile à trouver,
- plus tard, des « paraphasies sémantiques », c'est-à-dire l'utilisation de mots appartenant au même champ sémantique que le mot recherché (par exemple, dire « chien » à la place de « chat »).

À ce stade débutant de la maladie, le manque du mot est compensé par des périphrases ou des circonlocutions. La personne arrive en effet encore à prononcer correctement les mots et à les organiser en phrases. Elle éprouve cependant des difficultés (qui iront en s'accroissant) à suivre les conversations complexes, surtout si l'environnement est bruyant, car cela dissipe la mobilisation de ses ressources attentionnelles. Elle comprend toujours les messages clairement énoncés et maîtrise de même le langage écrit. Ses capacités de lecture et de répétition sont préservées mais l'expression d'une pensée devient de plus en plus complexe. La personne va se répéter souvent et se tromper dans le choix des mots. Les spécialistes diront qu'elle souffre d'une « aphasie anomique » sans troubles majeurs de la compréhension.

À un stade modéré

Le manque du mot devient plus sévère et l'émission de paraphasies sémantiques plus fréquente. Le débit verbal est conservé voire augmenté, mais le discours devient fragmentaire. Le malade a de plus en plus de difficultés à suivre les conversations, quel que soit leur degré de complexité. Sa distractibilité augmente et les consignes doivent lui être de plus en plus répétées. La maîtrise du langage écrit (notamment la lecture) n'est pas altérée. Cependant, le patient a de plus en plus de mal à saisir le message, dont la compréhension relève d'un processus cognitif différent. Les mots s'effaçant progressivement de la mémoire seront remplacés, avec de plus en plus de difficultés, par d'autres mots non adaptés. Avec l'avancée de la maladie, le langage va devenir de moins en moins informatif (on parlera de « langage creux »). Les compréhensions orale et écrite vont à leur tour être altérées, de même que l'expression écrite. À ce stade, les capacités de répétition sont cependant préservées.

Au stade sévère

La distinction entre les différents troubles du langage n'est plus pertinente à ce stade où toutes les sphères du langage sont perturbées. Le malade perd la signification des mots, la désintégration du langage oral et écrit est totale. Certains malades émettent ce que l'on nomme des « paraphasies phonémiques », c'est-à-dire qu'ils utilisent un mot pour un autre en changeant, omettant ou déplaçant un son (phonème) : par exemple il vont utiliser « boire » pour « poire » ou « pantérature » pour « température ». Le langage spontané devient inexistant et seuls persistent des automatismes, comme les formules de politesse ou ce qu'on nomme des écholalies, c'est-à-dire des répétitions machinales de mots ou de morceaux de phrases. La compréhension devient à ce stade très déficitaire. S'installent ensuite des stéréotypies, c'est-à-dire la répétition des mêmes mots sans que ceux-ci soient nécessairement utilisés avec tout leur sens, ce qui vire à une forme de jargon. À ce stade très avancé, la personne perd toute compréhension, son langage disparaît et elle devient alors mutique. Les spécialistes parleront d'une « aphasie totale ».

On le voit, la communication, qui repose sur l'échange d'informations compréhensibles pour chacun des interlocuteurs, s'avère de plus en plus complexe avec l'avancée de la maladie. Les troubles cognitifs rendent inadaptés les mots, les gestes et les expressions du patient. Le code utilisé ne permet plus de transmettre des informations, le message n'est plus décodé par l'interlocuteur « sain » du fait de l'absence de clarté du discours de l'autre et l'inadéquation des gestes qui accompagnent les paroles. Du fait des troubles mnésiques, le malade oublie à la fois ce que l'autre vient de lui dire, et même ce que lui-même vient d'énoncer comme message.

Connaître le degré de sévérité des troubles

L'évaluation du langage présente l'intérêt de mettre en évidence le degré de sévérité de ces troubles, qui n'apparaissent pas toujours clairement en début de pathologie, lorsque le malade parle librement (langage spontané). Les tests peuvent faire apparaître des difficultés jusque-là invisibles pour le patient et l'entourage.

Au cours du bilan, on cherchera dans quelle mesure le patient accède au stock des mots de sa mémoire, grâce à des situations dites de « dénomination d'images ou d'objets » : on lui présente des images ou des objets et on lui demande de nommer ce qu'il voit.

On peut également lui proposer des tâches dites de « fluence verbale ». Il s'agit d'évaluer sa capacité à évoquer un maximum de mots à partir de la première lettre de celui-ci ou d'une catégorie dans un temps limité : par exemple, on lui demandera d'évoquer dans un intervalle d'une minute tous les mots qu'il connaît commençant par la lettre M, ou de dire tous les noms d'animaux qu'il connaît. À partir de normes établies, l'examinateur mesure, en fonction du nombre de mots cités, si le patient présente une atteinte de la capacité à accéder aux mots présents dans sa mémoire.

Cependant, le langage étant un système complexe, il faut savoir que si le sujet présente des difficultés à évoquer un mot correspondant à l'objet qu'il perçoit, cela peut signifier aussi bien :

- qu'il ne possède pas/plus ce mot dans son vocabulaire,
- qu'il souffre d'une atteinte de la capacité à accéder à son stock de mots,
- qu'il souffre d'un défaut de traitement perceptif de l'objet.

Aussi, s'il s'agit par exemple d'un défaut de traitement visuel des informations, le malade peut rencontrer des difficultés à dénommer un objet qu'il voit, mais si cet objet est appréhendé par une autre voie, il pourra aisément le dénommer. Par exemple, un malade peut ne pas parvenir à dire le nom d'une assiette qu'il a en face de lui, alors que quand cette assiette est mise dans sa main, il trouvera le mot associé à l'objet.

Le langage ne s'évalue que dans un cadre plus global. Si un sujet met en avant des difficultés de langage, il s'agira de faire la part des choses entre des troubles du langage liés à une maladie d'Alzheimer et ceux pouvant relever d'une autre affection (accident vasculaire cérébral, aphasie liée à diverses causes, etc.). Le diagnostic de maladie d'Alzheimer se pose à partir de la mise en évidence d'un trouble spécifique de mémoire associé à à deux autres atteintes, l'ensemble de ces troubles devant retentir sur l'autonomie du sujet (cf. question 18). Les troubles du langage d'un patient souffrant d'Alzheimer entrent dans le cadre du syndrome des « 3 A » (Aphasie ou troubles du langage, Apraxie ou troubles des gestes, Agnosie ou troubles de la reconnaissance). L'atteinte du fonctionnement du langage est donc un élément important dans le diagnostic de cette maladie.

Par ailleurs, sur le plan pratique, il est important de savoir pour la prise en charge d'une personne atteinte par la maladie d'Alzheimer, que :

- sa communication verbale est altérée,
- mais la communication dite non verbale (gestes, expressions, mimiques) est préservée.

Il devient donc possible de modifier les modalités de communication et d'échanges en passant par le regard, les gestes et les expressions, afin de comprendre et se faire comprendre (cf. question 68).

Avec l'avancée de la pathologie :

- la capacité de lecture sera préservée assez longtemps,
- mais la compréhension du langage écrit va s'altérer.

Si vous envisagez d'écrire, par exemple sur les portes de la maison, le nom de la pièce pour que votre parent se repère, il est important de savoir que ce n'est pas parce qu'il lira parfaitement ce qui est inscrit qu'il en comprendra le sens.

27 En quoi consiste l'évaluation des « praxies » ?

En neuropsychologie, on nomme « praxies » les gestes réalisés par un sujet. On parle d'une « apraxie » quand certains gestes ne peuvent plus être réalisés de manière correcte, alors que la personne ne souffre pas de déficit, sensitif ou moteur, qui résulterait de lésions cérébrales particulières. Les différents types de gestes ne font pas appel aux mêmes processus cognitifs. C'est pourquoi, au cours de la maladie d'Alzheimer, certains types de gestes seront altérés alors que d'autres seront préservés. Aux stades modéré et avancé, les patients vont avoir des difficultés à réaliser certains gestes de la vie quotidienne, présentant par exemple une « apraxie de l'habillage » : en effet, s'habiller nécessite une série de gestes à coordonner, à planifier, à organiser, à ordonner. Il est fréquent de rencontrer le malade en train de contempler son vêtement, perplexe quant à la manière de l'enfiler et le porter : il le tourne dans tous les sens, l'enfilant par les bras ou les jambes de manière inadaptée.

Différents types de d'apraxies

L'apraxie réflexive est l'incapacité à réaliser sur imitation des gestes sans signification. Lors d'un test d'évaluation, l'examinateur, situé en face du sujet, lui demande de faire les mêmes gestes que lui. Il place alors deux doigts sur sa tempe – le sujet doit, dans un premier temps, ne pas avoir de troubles visuels. Il doit sélectionner la bonne main, les bons doigts, faire le geste d'amener ceux-ci à la tempe et correctement les positionner.

L'apraxie idéomotrice est l'incapacité à réaliser des gestes symboliques ou mimant des actions de la vie quotidienne. En situation de test, il peut être demandé verbalement au sujet de faire le salut militaire, un pied de nez, les marionnettes, le signe « au revoir »...
L'apraxie idéatoire est l'incapacité à réaliser des gestes avec manipulation d'objets. En situation de tests, il peut être demandé, par exemple, au sujet de mettre une feuille de papier dans une enveloppe et de la cacheter.

Si au début, ce sont des gestes « complexes » qui seront difficiles à réaliser (par exemple conduire sa voiture), au cours de l'évolution, la réalisation de gestes simples (par exemple fermer une porte) deviendra à son tour compliquée. L'atteinte gestuelle limitera progressivement l'autonomie du sujet, dont la dépendance va s'accentuer tout au long de la maladie. Cette atteinte ne se limite pas à la réalisation des gestes, elle touche aussi leur compréhension : certains gestes vont progressivement perdre leur sens pour le patient, qui les réalisera sans les comprendre ou fera des gestes inadaptés.

Les tests sont destinés à mettre à évidence le degré d'atteinte de chaque sphère. On demandera au sujet venant en consultation d'effectuer certains gestes représentatifs de ses facultés à les réaliser dans la vie quotidienne. L'atteinte praxique ne se rencontre pas uniquement dans la maladie d'Alzheimer, mais si elle est associée à des troubles du langage, de la reconnaissance et de la mémoire, dans un contexte de perte d'autonomie, son évaluation aidera à poser le diagnostic.

28 Comment sont évaluées les capacités d'attention ?

Elles font partie de l'évaluation des fonctions exécutives (voir question 25). La difficulté à mobiliser ses ressources attentionnelles est un des symptômes de la maladie d'Alzheimer, mais se rencontre aussi dans beaucoup d'autres affections comme les autres pathologies cérébrales, mais également dans les états anxieux et/ou dépressifs (si vous êtes très anxieux, vous aurez des difficultés à focaliser votre attention sur une activité).

En pratique clinique, l'attention est évaluée, entre autres, par des tests de répétition de chiffres (test mesurant ce qu'on appelle l'empan, c'est-à-dire le nombre d'informations que le sujet est capable de retenir). Dans la vie courante, les troubles de l'attention s'observent par la difficulté du malade à suivre une conversation, un film ou l'histoire d'un livre. Cet aspect de la pathologie est important à connaître et à intégrer dans la prise en charge : on évitera en effet de demander au patient de réaliser deux choses différentes – on éteindra par exemple la musique avant de lui parler.

29 Un examen neuropsychologique est-il sans conséquence ?

La réalisation d'un bilan neuropsychologique ne revêt pas le même sens suivant qu'elle est demandée :

– par le patient lui-même : ce dernier se plaindra en général de pertes de mémoire importantes, souvent sous-tendues par une certaine anxiété (que ce soit parce que des parents ont développé la maladie d'Alzheimer ou parce que, du fait de son état psychique du moment, il rencontre des difficultés de concentration et d'attention qui affectent ses capacités de mémorisation) ;
– par l'entourage : les proches ont repéré des troubles et demandent une consultation ;
– dans le cadre d'une hospitalisation, c'est-à-dire également sans demande du patient.

Lorsque le bilan se fait en dehors de toute demande du patient et que des troubles cognitifs existent réellement, la situation de tests va le plus souvent mettre le patient en situation d'échec. Il pourra ressentir une certaine anxiété et/ou des sentiments de dévalorisation de soi. Il est alors tout à fait nécessaire que le praticien, du moins c'est ainsi que nous l'entendons dans notre pratique clinique, sache soutenir le patient tout en gardant la rigueur indispensable à l'évaluation. Un climat rassurant sera établi, peut-être tout simplement par un entretien avec le patient avant et après le bilan. Cet entretien ne sera pas seulement destiné à obtenir des informations (relatives à son histoire, à son degré de conscience des troubles ou ses facultés langagières), mais aussi à apporter une dimension humaine à l'évaluation. Notamment, si le praticien prend la peine, à la fin de l'évaluation, d'écouter son patient s'exprimer sur son ressenti, il pourra l'aider à alléger la souffrance générée par les tests d'évaluation.

Par ailleurs, avant de décider d'effectuer un bilan neuropsychologique, le praticien devra peser le pour et le contre en évaluant le bénéfice réel que peut en retirer la personne. Pour être tout à fait trivial, il n'y a aucun sens à évaluer un sujet de 95 ans, atteint de diverses pathologies, dont on sait que la vie arrive à son terme, juste pour recueillir du chiffre. On sait que ces bilans peuvent mettre les sujets dans une situation éprouvante qu'il faudra leur épargner autant que faire se peut.

30 Le bilan neuropsychologique suffit-il au diagnostic ?

Une évaluation neuropsychologique, comme nous l'avons vu dans la question 23, est constituée d'une batterie de tests précis qui explorent l'état des différents champs de la cognition. Ces résultats donnent une série de chiffres qui sont indissociables de l'évaluation clinique du patient : à savoir l'observation de son comportement et l'écoute de son discours, qui vont donner du sens aux performances enregistrées lors des tests. Par exemple, un sujet peut obtenir des résultats très faibles lors d'un test de mémoire verbale. Ceci ne signifie pas pour autant qu'il présente un trouble de la mémoire d'origine organique. Si nous savons, grâce à l'entretien, qu'il est déprimé et/ou anxieux, cela pourra expliquer ses difficultés de mémoire (cf. question 38).

Le bilan neuropsychologique s'intègre dans le cadre d'une évaluation globale (cf. question 18), qui rassemble à la fois les données de l'imagerie, les résultats biologiques, l'histoire de la survenue des troubles, la thymie (c'est-à-dire l'état psychique : dépression, anxiété...) du sujet. Il ne permet pas à lui seul de poser un diagnostic, mais il en est un outil essentiel. C'est grâce à la confrontation des résultats du bilan avec les données fournies par les différents partenaires experts – neurologues, gériatres, psychiatres –, les familles et les patients, que le diagnostic pourra être posé de manière rigoureuse.

31 | Quel est l'intérêt d'un diagnostic précoce ?

Le diagnostic précoce est essentiel, car il permet :

- d'être informé sur la maladie,
- de se préparer à son évolution,
- de mettre en place une prise en charge adaptée le plus rapidement possible.

En effet, depuis un certain nombre d'années, des traitements spécifiques sont commercialisés et peuvent être prescrits dès les formes légères de la maladie (cf. question 13). De plus, il est important que la famille soit informée le plus tôt possible des troubles qui accompagnent la maladie, afin de mieux pouvoir comprendre et aider son parent.

On voit encore trop souvent des patients arriver aux consultations en présentant une détérioration cognitive sévère, non diagnostiquée, et des troubles du comportement majeurs. Devant de tels troubles, la famille et l'entourage sont déjà depuis un certain temps dans une grande souffrance psychologique, totalement démunis.

Un MMS significatif

Madame A., âgée de 61 ans, est amenée en consultation d'évaluation par ses enfants, qui se rendent compte que le vieillissement de leur mère est pathologique. Le médecin traitant qu'ils ont consulté auparavant leur a affirmé que les oublis ou autres troubles étaient en rapport avec l'âge. Le premier test de mémoire, le MMS (cf. question 23), réalisé lors de la consultation spécialisée, donne un score de 2/30, traduisant des troubles des fonctions intellectuelles sévères évoluant depuis de nombreuses années.

Par ailleurs, en termes de santé publique, le fait de ralentir de quelques années l'évolution des troubles et de retarder la perte de l'autonomie entraînerait une diminution très importante de son poids humain et social. C'est pourquoi le dépistage des sujets à haut risque d'évoluer vers une maladie d'Alzheimer représente un intérêt majeur pour mettre en œuvre les mesures susceptibles de retarder son évolution (traitement médicamenteux, atelier de stimulation mémoire, etc.).

32 Doit-on informer la personne qu'elle a une maladie d'Alzheimer ?

Au plan juridique, les textes relatifs aux droits des malades imposent au praticien un devoir d'information.

Une obligation légale

Le premier alinéa de l'article L. 1111-2 du Code de la santé publique précise que « toute personne a le droit d'être informée sur son état de santé ». Cette information est en effet nécessaire pour les prises de décision à venir. « Toute personne prend, avec le professionnel de santé et compte tenu des informations et des préconisations qu'il lui fournit, les décisions concernant sa santé. Le médecin doit respecter la volonté de la personne après l'avoir informée de la conséquence de ses choix », « le médecin doit à la personne qu'il examine, qu'il soigne ou qu'il conseille, une information loyale, claire et appropriée sur son état, les investigations et les soins qu'il lui propose. Tout au long de la maladie, il tient compte de la personnalité du patient dans ses explications et veille à leur compréhension ».

Il existe deux exceptions majeures à cette annonce :
- « l'urgence ou l'impossibilité d'informer »,
- « la volonté d'une personne d'être tenue dans l'ignorance d'un diagnostic ou d'un pronostic »...

... « sauf lorsque des tiers sont exposés à un risque de transmission ».

Concernant le contenu de l'information donnée, les textes précisent que « l'information porte sur les différentes investigations, traitements ou actions de prévention qui sont proposés, leur utilité, leur urgence éventuelle, leurs conséquences, les risques fréquents ou graves normalement prévisibles qu'ils comportent, ainsi que sur les autres solutions possibles et sur les conséquences prévisibles en cas de refus ». Par exemple, la prescription d'un traitement place théoriquement le médecin devant l'obligation légale d'informer.

Le problème de la compréhension

L'obligation légale d'informer le patient repose sur :
- le fait que le sujet soit en mesure de comprendre l'information,
- la possibilité d'exercer librement son choix.

Or la détérioration intellectuelle entraîne une perte du jugement et un affaiblissement progressif des capacités de discernement. Se pose alors la question suivante : quand réellement peut-on dire que le malade est encore en mesure de comprendre des informations, jusqu'à quel stade est-il en mesure d'exercer son libre arbitre ? En effet, dans la pratique clinique, on observe que le consentement « éclairé » aux soins peut être difficilement obtenu à un certain degré d'évolution de la pathologie. De ce fait, la question de l'annonce du diagnostic reste complexe et objet de controverses.

Fournir une information au malade Alzheimer soulève plusieurs problèmes se situant à différents niveaux, intriqués, d'interprétation :
- la capacité de discernement de la personne,
- sa personnalité,
- les représentations du médecin (cette maladie peut le renvoyer à sa propre impuissance dans ce domaine et à la manière dont il gère cette dernière).

Cette complexité se traduit par une diversité des modes d'intervention : entre les médecins qui informent rarement et ceux qui transmettent systématiquement le diagnostic (pensant qu'il est important d'éviter les non-dits afin de ne pas dénaturer une relation thérapeutique basée sur la confiance), il y a ceux qui agissent au cas par cas. Certains évoquent une « maladie de la mémoire ».

En fait, l'annonce du diagnostic amène diverses questions liées à la maladie :
- Cette annonce a-t-elle un sens, puisque le patient sera amené à oublier l'information ?

– Cette annonce sera-t-elle comprise ?
– Cette annonce répond-elle à une demande du patient ?

Il est possible que suite à l'annonce, pour des raisons diverses (cognitives ou relevant des mécanismes de défense personnels), le patient ne s'attribue pas cette maladie, ne se sentant pas malade. En revanche, si le malade l'accepte, il pourra participer à des décisions futures le concernant : par exemple quel est son choix de vie pour l'avenir, alors qu'il sera devenu dépendant, quels sont ses désirs, qui gérera ses biens, etc.

Au-delà de l'objectivité médicale, il faut prendre en compte la réalité acceptable pour le patient, sa capacité psychologique à recevoir et à supporter l'information. Cette capacité s'intègre dans le cadre d'une histoire individuelle, en fonction de la personnalité du sujet et des mécanismes élaborés dans le passé qui l'aideront à supporter cette perte. La prise de conscience des troubles peut générer un caractère traumatique, un choc, des réactions de catastrophe, ou soulever des angoisses de mort.

Parallèlement l'annonce à la famille est toujours nécessaire, puisque ce sont les proches qui seront les piliers de la prise en charge par la suite. La consultation est d'ailleurs le plus souvent demandée par les proches. Elle est un moment important, car elle réalise un passage entre un discours profane sur « ce qui apparaît inhabituel » chez le patient, et sa traduction en symptômes ayant un sens médical. En réalité, le processus de diagnostic commence avant même la consultation. Le praticien ne fait que nommer, donner un sens à l'expérience déjà vécue par le patient et sa famille. Pour cette dernière, l'annonce du diagnostic peut également être vécue sur un mode traumatique. Il y aura un travail d'adaptation à faire, en fait un travail de deuil, qui nécessitera un certain renoncement à l'égard d'une image parfois idéale du parent.

Le sens de l'annonce

Madame J., âgée de 72 ans, ancienne enseignante à l'université, est hospitalisée en soins de suite, consécutivement à des chutes multiples. Elle rencontre la psychologue qui envisage un bilan neuropsychologique, compte tenu des troubles de mémoire qu'elle présente. À son arrivée dans le bureau de la psychologue, Madame J. évoque le fait que sa mémoire s'en va. Quand la psychologue l'invite à développer son propos, elle dit spontanément que son neurologue l'a informée il y a deux ans qu'elle avait la maladie d'Alzheimer. Quand la psychologue interroge Madame J. sur ce qu'elle connaît de la maladie d'Alzheimer, cette dernière semble en savoir peu de choses : « C'est la mémoire, je sais pas vraiment, et je vais à des trucs là, des... pour faire des exercices. » L'annonce du diagnostic lui a permis de faire des choix pour la manière dont elle souhaitait être prise en charge. Cette annonce a aussi permis de favoriser sa coopération à la participation de groupes de stimulation cognitive.

Madame R., âgée de 85 ans, est hospitalisée du fait de troubles du comportement sévères. Le diagnostic de maladie d'Alzheimer évoluée est posé, l'annonce est faite à la famille qui la prend en charge. Dans ce contexte de détérioration sévère des fonctions supérieures, quel sens peut-on donner à l'annonce du diagnostic à Madame R. ?

Chapitre 3

Comprendre les troubles de la mémoire

33 | Quelle est la place des troubles de la mémoire dans la maladie d'Alzheimer ?

Les troubles de la mémoire sont des signes dominants de la maladie d'Alzheimer. Ils en constituent les premiers symptômes. C'est pourquoi nous avons choisi de les traiter de façon indépendante des troubles du comportement, bien que ces deux aspects soient liés.

Pour mieux comprendre la place de ces troubles dans la maladie, il est nécessaire de faire un petit détour par l'histoire. Jusque dans les années 1970, on parlait essentiellement de l'amnésie. On raisonnait alors de façon simple en distinguant deux familles :

1) **les amnésies rétrogrades**, qui renvoient aux souvenirs anciens précédant l'événement pathologique (par exemple, le patient a oublié tout ce qui s'est passé avant son traumatisme crânien),

2) **les amnésies antérogrades**, qui concernent l'acquisition d'informations nouvelles reçues après l'événement pathologique (par exemple, le patient se souvient de ce qu'il a vécu avant le traumatisme, mais oublie au fur et à mesure tout ce qui lui arrive après l'accident).

Et, selon la loi de Théodule Ribot, psychologue français de la fin du XIXe siècle, fondateur de la psychologie scientifique, « plus le souvenir est ancien, moins il est vulnérable ».

Ce modèle s'adapte bien à la clinique des traumatismes crâniens, mais n'est qu'une façon réductrice de penser l'amnésie, car il ne tient pas compte du système physiologique qu'est la mémoire.

Aujourd'hui, les spécialistes s'accordent pour penser que le syndrome amnésique est la résultante de lésions survenues dans le cerveau. Selon ce modèle, nous pourrions identifier les différents systèmes de mémoire et leur relation avec les éléments physiques du cerveau en recourant aux modèles cognitifs (cf. questions 21 et 24).

Les neurologues William Scoville et Brenda Milner ont rapporté en 1957 un cas devenu fondamental dans l'histoire de l'étude du fonctionnement de la mémoire, celui de « H.M. ».

Le cas de « H.M. » en 1957 : un cas pur d'amnésie hippocampique

H.M. est un jeune homme âgé de 16 ans souffrant d'une épilepsie sévère (dont le foyer se trouve dans le lobe temporal, cf. schéma question 19). Les médecins qui le traitent décident de réaliser une lobectomie unilatérale, c'est-à-dire une ablation d'un des deux lobes temporaux supposé être à l'origine de cette épilepsie. Après l'intervention, aucune modification n'est perceptible et le patient n'est pas guéri de son épilepsie.

Dix ans plus tard, H.M. subit une nouvelle opération durant laquelle on lui retire la quasi-totalité des lobes temporaux. Depuis, il ne peut plus rien retenir : il oublie au fur et à mesure, ne se souvient pas du nom du président de la République, ni de son âge, ni du décès de ses parents. Au plan médical, on parle d'une amnésie antérograde profonde (il ne se souvient pas des événements survenus depuis son intervention) et d'une lacune rétrograde portant sur quatre ans (c'est-à-dire qu'il se trouve en difficulté pour se rappeler les événements survenus pendant les quatre ans qui précèdent l'intervention).

Cependant, l'amnésie de H.M. n'est pas totale, puisqu'il est capable d'apprendre des procédures, comme celle permettant de conduire sa voiture, par exemple. Sa mémoire à court terme (qui concerne les faits dont l'ancienneté est grosso modo inférieure à 30 secondes) est préservée, de même que les connaissances générales qu'il a acquises avant l'accident (sa mémoire sémantique) et les épisodes anciens de sa vie.

À l'issue de ce cas, les spécialistes ont décrit de nombreuses fois des patients qui d'une part présentaient les mêmes troubles, d'autre part souffraient également de lésions temporales. On put alors conclure que la destruction des régions temporales détruisait la mémoire épisodique, qui est une mémoire des événements vécus par le sujet – par exemple, évoquer que « samedi dernier, je suis allée visiter Paris avec mes amis » est une information qui renvoie à cette mémoire, dite aussi mémoire événementielle. Pour ce type de mémoire, l'événement dont on veut se souvenir s'inscrit à un moment précis, à un endroit précis, qui en sont indissociables.

La conséquence des lésions temporales est en fait l'incapacité d'apprendre de nouvelles informations. Une incapacité qui est au centre de la maladie d'Alzheimer, mais n'en est pas le seul signe.

34 | Existe-t-il plusieurs formes de mémoire ?

Vous n'arrivez pas à vous expliquer que votre mère se souvienne si précisément de ce qui lui est arrivé dans sa jeunesse, alors qu'elle a oublié que vous étiez venu(e) la voir hier ? La raison en est que ces deux souvenirs ne mobilisent pas la même mémoire. En effet, après avoir considéré pendant de nombreuses années la mémoire comme une fonction unitaire, les spécialistes l'ont progressivement fractionnée en un certain nombre de composantes distinctes : ils croient désormais à l'existence de plusieurs systèmes de mémoire, dont chacun reposerait sur un réseau neuronal spécifique. Ainsi, lorsque le cerveau subit des lésions, les troubles de la mémoire seront variables en fonction de la localisation de ces lésions. Les modèles théoriques destinés à expliquer le fonctionnement de la mémoire sont nombreux et font l'objet d'une profusion de publications : nous n'en présenterons qu'un seul ici, couramment utilisé comme outil de référence.

Le modèle de Squire (1987)

Ce modèle de Larry R. Squire, professeur de neurosciences américain, distingue la mémoire à court terme de la mémoire à long terme.

La mémoire à court terme

La mémoire à court terme est assez mal définie. Elle est limitée par un cadre temporel correspondant plus ou moins à ce que l'on retient des trente dernières secondes, mais aussi par sa finalité, qui est de maintenir une information jusqu'à ce qu'on exécute l'action : c'est pourquoi on l'appelle aussi mémoire de travail (cf. question 35). Elle est essentielle pour planifier et pour utiliser des informations en vue d'un but précis (par exemple, retenir un numéro de téléphone le temps de le composer).

La mémoire à long terme

La mémoire à long terme se divise en deux catégories :

1) **La mémoire déclarative** (décrite par Squire en 1987), consciente, explicite (décrite par Daniel L. Schacter en 1987), est composée de la mémoire épisodique et de la mémoire sémantique. Elle a pour but de former des souvenirs (voir plus bas).

2) **La mémoire non déclarative** (Schacter, 1987), inconsciente, procédurale, implicite (Squire, 1987) appartient également à la mémoire à long terme. Elle comporte

plusieurs sous-catégories : l'amorçage, ou « priming » (que nous ne développerons pas en raison de sa complexité), et la mémoire procédurale, grâce à laquelle nous nous rappelons comment faire du vélo par exemple (car il y a une « procédure » à suivre pour cela, voir plus bas).

Schéma des mémoires de Squire

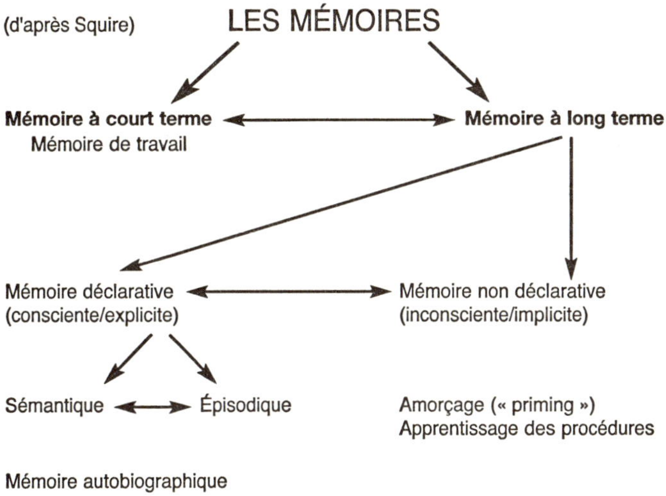

Ce modèle est cependant assez réducteur, car il y a certainement des liens entre mémoire à court terme et mémoire à long terme, mémoire déclarative et mémoire non déclarative, mémoire sémantique et mémoire épisodique. Mais il permet au moins de comprendre que le phénomène de la mémoire est complexe et ne peut se réduire à un seul concept.

Plusieurs types de mémoire

Définissons à présent les concepts proposés dans le modèle de Squire.

La mémoire explicite, déclarative ou consciente

Elle correspond à l'acquisition consciente et volontaire de souvenirs. Elle comprend plusieurs sous-catégories.

1) La mémoire épisodique

Décrite par le neurologue Endel Tulving en 1983, la mémoire épisodique correspond à la mémoire des événements passés et personnellement vécus, à un moment précis dans un endroit précis. En d'autres termes, elle assure l'enregistrement et le maintien du souvenir des événements que nous reconnaissons comme « nôtres et comme passés » – par exemple, « hier, nous sommes allés nous promener sur les Champs-Élysées... ». Elle implique trois étapes : l'encodage, le stockage et la récupération.

Les trois étapes de la mémoire épisodique

1) L'encodage

Il s'agit de la première étape permettant la mémorisation de l'information. Par exemple, quelqu'un vous téléphone. Dès que vous entendez la sonnerie, vous vous trouvez dans une situation où vous apprenez (encodez) une nouvelle information (« quelqu'un m'appelle »).

2) Le stockage

Pour continuer avec le même exemple, la nature de votre conversation téléphonique va renforcer ou non sa mémorisation, suivant l'importance du message, son caractère affectif ou non, etc. Mais quel que soit le contenu de l'appel, il est probable que le soir vous soyez en mesure de pouvoir vous en souvenir : le stockage est le processus qui stocke, qui enregistre l'information puis permet de maintenir la « trace mnésique » dans le temps, en la consolidant.

3) La récupération

C'est le processus qui vous permettra, après un certain temps, de pouvoir encore accéder à la « trace mnésique encodée », c'est-à-dire à votre souvenir. Plus simplement, c'est ce qui permet d'aller chercher une information stockée dans sa mémoire. Dans l'exemple de l'appel téléphonique, la récupération est le processus cognitif qui vous permet de vous rappeler qu'on vous a appelé et ce qu'on vous a dit, en recherchant cette information dans votre mémoire.

---

2) La mémoire sémantique

Elle comprend l'ensemble de notre savoir : il s'agit de la mémoire des connaissances générales, dont l'évocation est dissociée de toute référence personnelle. En effet, elle concerne les informations qui ne sont pas liées à un contexte particulier, ni dans le temps ni dans l'espace. Par exemple, elle nous permet de nous rappeler que la capitale de l'Angleterre est Londres, ou que les fraises sont rouges (il ne s'agit pas d'un événement particulier). La mémoire sémantique joue un rôle important dans l'expression et la compréhension du langage.

La mémoire implicite, non déclarative ou inconsciente

Elle concerne les souvenirs acquis grâce à des perceptions, que ce soit par des organes moteurs ou par l'apprentissage. Par exemple, une personne souffrant de troubles de la mémoire peut avoir oublié son âge (mémoire explicite), mais se rappeler comment elle peut calculer son âge (mémoire implicite) : il s'agit de souvenirs dont l'acquisition se fait de façon inconsciente et involontaire.

La mémoire procédurale est considérée dans ce modèle comme l'une des formes de la mémoire implicite. Elle permet l'acquisition d'habiletés et l'amélioration progressive des performances motrices. Elle est inconsciente, mais se constitue d'habitudes et d'automatismes perceptivomoteurs. C'est elle qui permet, par exemple, de conduire sa voiture, faire du vélo ou manger sans avoir à être totalement concentré sur ces tâches. Les personnes qui ont des troubles de mémoire (en particulier au début de la maladie d'Alzheimer) peuvent par exemple se rappeler très bien comment on conduit, mais ne pas se rappeler quand ou comment elles ont appris à conduire (un souvenir qui mobilise la mémoire épisodique), ni même se souvenir d'avoir appris. La mémoire procédurale est souvent longtemps préservée chez les patients Alzheimer.

35 | Qu'appelle-t-on la « mémoire de travail » ?

La mémoire de travail est une forme de mémoire à court terme qui nous permet de retenir et de manipuler pendant un court moment une information, en vue d'exécuter une action. Il s'agit donc d'un système de rétention provisoire de l'information en vue de l'accomplissement d'une tâche.

La mémoire de travail est nécessaire pour de nombreuses fonctions cognitives. C'est pourquoi, lorsqu'elle fait défaut, les troubles retentissent sur plusieurs aspects de la vie quotidienne. La mémoire de travail permet ainsi, pour atteindre un objectif donné, de réaliser sans erreur plusieurs actions en même temps, en évinçant les éléments non pertinents (des interférences éventuelles) tout en demeurant capable parallèlement d'intégrer les éléments nouveaux qui pourraient s'avérer nécessaires.

L'exemple du numéro de téléphone

Voici l'exemple d'une situation mettant en jeu la mémoire de travail. Quelqu'un vous donne son numéro de téléphone oralement et vous n'avez pas de quoi écrire sous la main. En attendant de trouver un stylo et du papier, vous vous répétez mentalement le numéro (activer sa mémoire) tout en faisant abstraction des bruits qui vous entourent (évincer les éléments distracteurs), et vous êtes capable en même temps d'observer votre environnement pour trouver de quoi écrire (intégrer des informations nouvelles utiles à la réalisation de l'objectif).

En situation de test, lors d'une consultation mémoire, on peut évaluer la mémoire de travail en demandant par exemple au patient de répéter une série de chiffres cités oralement (par exemple « 7-8-5 »), mais dans l'ordre inverse (« 5-8-7 »). Pour quantifier la qualité de son fonctionnement, on demande ensuite à la personne, dans le cas où elle aurait réussi l'épreuve, de la réitérer avec quatre chiffres, puis cinq, puis six, etc. Cet exercice permet de bien observer le fonctionnement de la mémoire de travail car la personne doit d'une part se souvenir de la série de chiffres dans le bon ordre, puis se la répéter, pour ensuite la manipuler afin de parvenir à la restituer dans l'ordre inverse.

Chez le sujet âgé sain, les études montrent que cette mémoire de travail devient moins performante avec l'âge : le temps de traitement sera plus long, mais les éléments seront intégrés sans erreur. Même en l'absence de maladie, les performances de la mémoire diffèrent selon chaque personne, de même que la capacité à compenser la perte de performance varie d'une personne à l'autre. Ce ralentissement n'a pas de retentissement sur l'autonomie, contrairement à ce que l'on observera chez les personnes souffrant de la maladie d'Alzheimer. En effet, dans la vie quotidienne, les malades ont du mal à effectuer par exemple deux tâches en même temps, à cause du déficit de leur mémoire de travail. C'est pourquoi il peut être utile, lorsque vous demandez à votre proche de faire quelque chose (vous aider à mettre le couvert par exemple), de séquencer votre demande : « Peux-tu prendre les assiettes dans le placard ? », puis « Peux-tu les mettre sur la table ? », etc.

36 Tous les troubles de la mémoire annoncent-ils une maladie d'Alzheimer ?

Vous pouvez présenter des troubles de la mémoire sans pour cela avoir une maladie d'Alzheimer. En effet, les troubles de la mémoire peuvent être le signe d'affections très diverses, allant du manque de sommeil à la dépression (cf. question 38) et à différents types de démence (au sens médical du terme, cf. question 2). Ainsi, l'âge (cf. question 37), tout comme l'anxiété, peuvent avoir un impact sur les performances de la mémoire.

Dans les cas de troubles de la mémoire intégrés à une démence, certains cas sont dits curables, car leurs symptômes peuvent s'améliorer avec un traitement adapté : il s'agit notamment de certaines démences infectieuses (cf. question 39) ou neurochirurgicales (cf. question 40). Les autres démences sont dites non curables, parce que dans l'état actuel des connaissances, on ne sait pas améliorer significativement leurs symptômes, et que les troubles qu'elles engendrent sont à ce jour irréversibles. Il s'agit notamment des démences vasculaires (cf. question 41) et dégénératives (cf. question 42). Enfin, les troubles de la mémoire peuvent également relever de la confusion mentale, parfois confondue avec la maladie d'Alzheimer à cause de symptômes assez proches (cf. question 43).

37 Les troubles de la mémoire peuvent-ils être dus à l'âge ?

Oui, avec l'avancée en âge, il est tout à fait normal de rencontrer des difficultés à faire fonctionner sa mémoire. Mais ces troubles appartiennent à un registre bien différent de celui des symptômes de la maladie d'Alzheimer. Si vous ou l'un de vos proches vous rendez à une consultation mémoire, le spécialiste saura, grâce à des outils d'évaluation, différencier les oublis liés à l'âge des troubles dus à une maladie. Les troubles de la mémoire sont différents selon qu'ils sont causés par l'anxiété, la dépression, une démence (voir ce terme question 2), des apnées du sommeil... ou une maladie d'Alzheimer. Au cours de l'évaluation, le spécialiste pourra notamment utiliser un test de mémoire nommé le Grober et Buschke. Ce test permet (parmi d'autres) d'orienter les recherches vers l'hypothèse de telle ou telle pathologie. Si le sujet souffre de la maladie d'Alzheimer, ce test donnera des arguments diagnostiques sérieux, une fois éliminés d'autres facteurs pouvant générer des troubles mnésiques.

Le test de Grober et Buschke

Ce test comporte différentes étapes.

1) Tester l'identification

Des mots sont présentés par écrit à la personne évaluée, en quatre séries de 4 mots, soit 16 mots à retenir. On lui montre l'une des séries de 4, dans laquelle se trouve notamment, par exemple, le nom d'un poisson, et l'on demande : « Parmi ces mots, désignez avec votre doigt et dites-moi quel est le nom du poisson. » Il s'agit de vérifier la capacité d'identification des mots.

2) Tester l'encodage

Après que les 4 mots ont été correctement identifiés, on passe à ce qu'on nomme l'encodage : l'examinateur cache les mots, et la personne testée doit les restituer à partir de la catégorie sémantique que lui propose l'examinateur : « quel était le nom du poisson ? » (la catégorie sémantique permettant de renforcer la mémorisation du mot). Si ces mots sont correctement rappelés, on présente une autre série de 4 mots. Sinon, l'examinateur présente à nouveau la même série de mots.

3) Induire une interférence

Après cette étape d'encodage, effectuée pour les 16 mots, l'examinateur propose une tâche interférente de calcul : par exemple, il va demander à la personne de compter à rebours. Il s'agit de laisser s'écouler un délai entre l'encodage et un rappel ultérieur des mots. Il est évident que si la personne, pour des raisons diverses (attentionnelles le plus souvent), n'est pas parvenue lors de l'étape précédente à encoder les mots, l'épreuve est interrompue car il n'y a aucune possibilité qu'elle puisse se les rappeler quand un délai plus long sera écoulé.

4) Rappels libre et indicé

Dans le cas où l'encodage fonctionne, après la tâche interférente, on procède à ce qu'on appelle un rappel libre : le sujet doit restituer spontanément tous les mots dont il se souvient, sans aide de l'examinateur. S'il n'a pas restitué l'ensemble des 16 mots (ce qui est en général le cas), on procède ensuite à ce qu'on nomme le rappel indicé : on rappelle à la personne que parmi ces mots, il y avait, par exemple, le nom d'un oiseau. Cela doit faciliter la récupération du mot. Si la personne ne retrouve pas le mot, on le lui restitue.

L'examinateur demande ensuite une nouvelle tâche interférente de calcul, puis pour la deuxième fois propose un rappel libre, puis un rappel indicé pour les mots non restitués. L'ensemble de la procédure est réitéré une troisième fois.

5) Tester la consolidation de l'information

L'épreuve ne s'arrête pas là puisque l'examinateur laisse ensuite s'écouler un intervalle beaucoup plus long (environ 20 minutes) avant de demander une quatrième fois à la personne de citer les mots qu'elle se rappelle. Il s'agit alors de mesurer sa capacité à consolider l'information, c'est-à-dire à s'en souvenir longtemps après.

6) Tester la reconnaissance

Enfin, à la suite de cette épreuve, on propose à la personne une liste de mots, parmi lesquels figurent :

- les mots présents dans la liste (par exemple « hareng »),
- d'autres mots liés sémantiquement (par exemple « sardine », absent de la liste à retenir mais qui appartient à la même catégorie, celle des poissons),
- des mots distracteurs, c'est-à-dire sans rapport avec les mots initialement à retenir.

La personne doit alors dire si oui ou non le mot qu'on lui présente faisait partie de la liste de mots à retenir.

Que se passe-t-il pour la personne souffrant d'une maladie d'Alzheimer ?

Puisque le déficit est lié à la mémoire épisodique (cf. question 34), le sujet ne peut pas apprendre de nouvelles informations :

- Ses rappels libres sont pauvres.
- Il ne réagit pas beaucoup aux indices qui lui sont proposés (c'est-à-dire que même avec la catégorie, il ne retrouve pas le mot).
- Il cite des mots absents de la liste (on dit qu'il émet des intrusions).
- Ses rappels n'augmentent pas au fur et à mesure alors que ce devrait être le cas pour le sujet sain. En effet, si l'on propose trois fois la même liste de mots, la plupart des personnes apprennent ces mots au fur et à mesure et en retiennent davantage à chaque passage.
- Après 20 minutes, il perd des mots, c'est-à-dire que le délai lui fait oublier le peu de mots qu'il avait mémorisés.
- En tâche de reconnaissance, il ne reconnaît pas tous les mots, c'est-à-dire que même face au mot écrit devant lui, qu'il a vu et qu'on lui a rappelé trois fois, il a oublié que ces mots lui avaient été présentés ; et il reconnaît parfois des mots alors que ceux-ci ne lui ont pas été présentés.

On parle alors de syndrome amnésique de type hippocampique, en référence à la partie du cerveau atteinte qui se nomme l'hippocampe et se situe dans le lobe temporal.

Le réseau de la mémoire épisodique

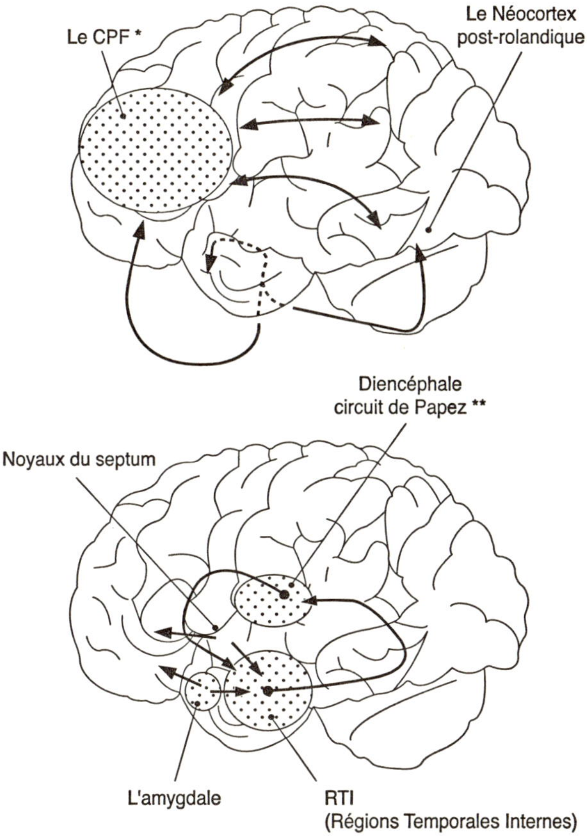

* CPF : cortex préfrontal

** Circuit de Papez : circuit neuronal reliant le cortex sensoriel, l'hippocampe, le fornix, le thalamus et le gyrus cingulaire. La mémoire à long terme repose sur ce circuit.

L'hippocampe et les zones environnantes ne permettent pas de stocker durablement des souvenirs, mais elles sont un moteur d'enregistrement des nouvelles informations et de leur contexte : il s'agit d'une structure de passage stabilisant et consolidant les souvenirs. C'est pourquoi les lésions de l'hippocampe vont générer des troubles de la mémoire bien particuliers, qui permettront d'orienter un diagnostic.

Les implications pratiques

Les troubles liés à l'âge sont d'une tout autre nature que ceux survenant dans la maladie d'Alzheimer. L'oubli lié à l'âge concerne à la fois les faits récents et les faits anciens, alors que dans la maladie d'Alzheimer, la personne rencontre des difficultés à mémoriser de nouvelles informations (mémoire épisodique), et c'est pour cette raison qu'elle pose souvent plusieurs fois les mêmes questions (cf. question 58).

Les patients atteints de la maladie d'Alzheimer ne se plaignent pas nécessairement et leur entourage, le plus souvent, ne perçoivent les troubles que lorsqu'ils ont retenti sur la vie quotidienne. Du fait de l'installation très progressive de ces troubles, on a souvent tendance, dans un premier temps, à les mettre sur le compte de l'âge, alors qu'ils sont de nature très différente des troubles liés au vieillissement naturel. Heureusement, du fait de la médiatisation de la maladie, de plus en plus de familles ont le réflexe de s'interroger assez tôt sur la nature des troubles de la mémoire, notamment après un fait très marquant.

Au début de la maladie, il y a un contraste assez net entre les oublis portant sur les faits récents et la préservation des faits anciens. Les familles évoquent lors des entretiens que « des événements survenus la veille sont oubliés » alors que la vie ancienne est très bien relatée par le malade. Ce dernier conserve en effet ses connaissances générales (mémoire sémantique), mais se trouve en difficulté pour se rappeler un événement survenu dans un passé récent (mémoire épisodique).

Le patient conserve la capacité de réaliser les activités de la vie quotidienne pendant les premiers temps de la maladie, car il préserve sa mémoire dite procédurale (qui stocke les procédures apprises, comme le fait de savoir faire du vélo ou conduire une voiture) et ses capacités perceptivomotrices (cf. question 35). Avec l'avancée de la pathologie, les troubles vont progressivement atteindre tous les secteurs de la mémoire et retentir sur la majeure partie des activités de la vie quotidienne.

38 Les troubles de la mémoire peuvent-ils être dus à une dépression ?

La dépression est, avec la démence (au sens médical du terme, cf. question 2), l'une des affections les plus fréquentes chez le sujet âgé.

La définition médicale de la dépression

La dépression est une pathologie bien définie (à distinguer d'un épisode de déprime par exemple), que l'on peut caractériser selon les critères internationalement reconnus du DSM IV.
D'après ce manuel, souffre de dépression la personne qui présente « au moins cinq symptômes sur neuf qui durent depuis au moins deux semaines », parmi les suivants :

1) Humeur dépressive
2) Diminution de l'intérêt et du plaisir
3) Perte d'appétit et de poids d'au moins 5 % par mois
4) Insomnie ou hypersomnie (plus rare)
5) Agitation ou retard au niveau psychomoteur
6) Fatigue et perte d'énergie
7) Sentiment de culpabilité ou manque de valorisation de soi
8) Trouble de concentration
9) Pensée de mort et de suicide

Par ailleurs, ces symptômes doivent provoquer « une détresse chez la personne ou une diminution du fonctionnement au niveau social ou au travail, ils ne sont pas reliés à l'utilisation de médicaments ou d'une substance ni à un problème médical et ne sont pas le résultat d'un deuil ».

Le diagnostic de dépression n'est pas toujours posé de manière adaptée et la maladie d'Alzheimer est sous-diagnostiquée. Les conséquences thérapeutiques de ces diagnostics sont évidemment différentes : faire la part des choses permettrait un traitement plus adapté pour le patient, et un soutien plus efficace à la famille qui sait alors quelle attitude adopter. De nombreuses études s'intéressent à la question de la distinction, lors du diagnostic, entre ces deux pathologies, en particulier du point de vue des troubles de la mémoire. En effet, les symptômes de ces deux affections se recoupent partiellement. De plus il est tout à fait possible qu'une personne souffre des deux pathologies associées.

Certains éléments permettent d'orienter le diagnostic :

– Le mode d'installation des troubles de la mémoire est insidieux, progressif, dans la maladie d'Alzheimer, il est rapide dans le cas de la dépression.
– L'évolution des troubles est progressive dans la maladie d'Alzheimer, rapide dans la dépression.
– La plainte mnésique est faible chez le sujet Alzheimer (ce dernier se plaindra rarement de ses troubles de la mémoire), grande chez le sujet déprimé.
– L'humeur est changeante (labile) chez le sujet Alzheimer, triste chez le déprimé.
– Les troubles de la mémoire ne sont pas du même registre : chez le malade Alzheimer, la mémoire des faits récents est davantage déficitaire, les faits anciens sont relativement préservés (en début de processus), on observe une désorientation dans le temps et l'es-

pace. Chez le sujet déprimé, les troubles sont fluctuants et touchent de manière similaire les faits anciens et récents ; il n'y a pas de désorientation dans le temps et l'espace (même s'il arrive que la personne ne se souvienne pas précisément de la date du jour).

L'examen neuropsychologique (cf. question 23) permettra notamment de distinguer les troubles de la mémoire liés à la maladie d'Alzheimer ou à la dépression.

Des résultats différents lors du test neuropsychologique

L'examinateur présente par écrit les mots suivants au sujet : « jonquille, tabouret, géographie, rougeole ». (Cf. G. Grober et Buschke.)

1) La personne a la liste sous les yeux et l'examinateur lui demande de les identifier : « Dites-moi, parmi ces mots, quel est le nom de la fleur, etc. »

2) Les quatre mots sont cachés et l'examinateur demande de rappeler quel était le nom de la fleur (qu'il a lu quelques secondes avant), etc. (test d'encodage).

3) Après un certain temps, l'examinateur demande au sujet de rappeler les mots dont il se souvient, sans l'aider (rappel libre). Face à cette situation, le sujet déprimé va rappeler peu de mots, le sujet Alzheimer également.

4) Pour les mots que le patient n'a pas su rappeler, l'examinateur donne un indice (rappel indicé) : « Il y avait le nom d'une matière scolaire. » C'est là que se fera la différence : le sujet déprimé retrouvera le mot (parce qu'il l'a mémorisé mais qu'il a eu des difficultés à récupérer le mot dans sa mémoire), tandis que le sujet Alzheimer, même avec l'indice, ne retrouvera pas le mot (parce qu'il ne l'a pas mémorisé).

– Chez le sujet déprimé, il existe une disproportion entre sa plainte importante et les capacités réelles aux tests. Il abandonne rapidement les tests et inversement améliore ses performances quand il est encouragé, ce qui exclut alors l'hypothèse d'une maladie d'Alzheimer (même sous-jacente).

– L'aggravation des troubles se fait davantage en fin de journée chez le sujet Alzheimer alors qu'elle atteint le sujet déprimé en début de journée.
– Un traitement antidépresseur n'apporte aucune amélioration des troubles de la mémoire chez le sujet Alzheimer alors que ces troubles disparaissent avec le trouble de l'humeur si le patient souffre d'une dépression isolée.

C'est pourquoi un traitement antidépresseur « d'épreuve » est souvent prescrit afin de faire la part des choses. Cependant, sa fiabilité n'est pas absolue : certaines dépressions peuvent ne pas céder parce qu'elles sont résistantes, parce que le choix du médicament n'est pas adapté ou la durée du traitement insuffisante.

Quoi qu'il en soit, la mise en évidence d'un diagnostic de maladie d'Alzheimer n'exclut en rien sa coexistence avec un état dépressif.

39 Les troubles de la mémoire peuvent-ils être dus à une maladie infectieuse ?

Certaines maladies infectieuses peuvent atteindre le cerveau, entraînant des lésions qui affecteront les capacités cognitives du patient.

Parmi les maladies les plus connues responsables de démences (voir ce terme question 2), on peut distinguer la syphilis, dont l'installation est insidieuse et trompeuse, mais qui répond bien aux traitements. Cette maladie causée par une infection à *Treponema pallidum* génère, dans sa phase tertiaire, un état de démence. Le plus souvent, cet état est dû à une méningo-encéphalite chronique (inflammation des méninges et de l'encéphale) qui peut apparaître 5 à 20 ans après l'infection primaire (c'est-à-dire le moment où la maladie s'est déclarée pour la première fois), plus connu sous le terme de paralysie générale. Il se caractérise par un syndrome démentiel avec troubles de la mémoire et du jugement, mais aussi des troubles du comportement, de la personnalité et de l'affectivité. Le médecin distinguera la syphilis de la maladie d'Alzheimer notamment grâce à des signes moteurs spécifiques : une absence d'expression du visage (amimie), un trouble de l'articulation du langage (dysarthrie), un comportement anormal de la pupille face à la lumière (abolition du réflexe photomoteur) et des tremblements spécifiques, notamment au niveau de la bouche. Il fera un diagnostic précis de syphilis à partir d'un prélèvement de sang et de liquide céphalorachidien (extrait au niveau de la colonne vertébrale). La syphilis se traite par antibiotiques (pénicilline) et conduit rarement, en France, jusqu'à la paralysie. Toutefois, elle n'a pas encore totalement disparu et le médecin devra y penser systématiquement afin de dépister sans retard une cause partiellement réversible de démence.

Les personnes atteintes par le virus du sida (VIH) peuvent également souffrir d'une démence qui associe différents troubles cognitifs : des troubles de la mémoire, un ralentissement intellectuel, des modifications de la personnalité et du comportement tels qu'une indifférence, une apathie et une léthargie. Les troubles cognitifs surviennent dans environ 30 % des cas de sida, mais 15 % des patients présentent une authentique démence. L'aggravation des troubles est souvent rapide, sur quelques mois. Un traitement antiviral permet de stabiliser les symptômes.

Le cas de la maladie de Creutzfeld-Jakob (MCJ)

Cette maladie infectieuse engendre elle aussi une démence, mais qui n'est pas curable à ce jour. Elle est de fréquence très rare, puisqu'elle touche au plus une personne par an et par million d'habitants.

Elle génère des symptômes très différents de ceux de la maladie d'Alzheimer. En particulier, dès l'apparition des premiers signes cliniques, l'état du patient s'aggrave à une vitesse impressionnante, jusqu'à son décès dans les mois qui suivent (en général en moins d'un an).

Elle peut apparaître sous une forme familiale (d'autres personnes de la famille sont touchées), sous une forme sporadique, c'est-à-dire isolée, ou sous la forme très médiatisée liée à une contamination par greffe de cornée ou de dure-mère, ou par le traitement du nanisme par hormone de croissance.

La démence se manifeste par des troubles du comportement particuliers, une perte de la parole (aphasie), une incapacité à réaliser des gestes (apraxie), une perte de la perception des informations visuelles (agnosie visuelle), dans un contexte de ralentissement global du psychisme avec modification de la personnalité, parfois symptômes de dépression, tandis que la personne souffre par ailleurs de myoclonies (secousses musculaires). Pour la diagnostiquer avec certitude, il faut réaliser une biopsie cérébrale.

La nouvelle variante « anglaise » de la maladie est survenue dans un contexte d'épidémie de « vache folle », ou encéphalopathie spongiforme bovine (ESB). Elle touche des sujets jeunes et débute le plus souvent par des fourmillements et des troubles de l'équilibre, ou des troubles d'allure psychiatrique (modifications comportementales, de la personnalité, symptômes de dépression).

Mais, rappelons-le une fois de plus, cette affection demeure extrêmement rare.

40 Les troubles de la mémoire peuvent-ils être dus à une affection cérébrale relevant d'un traitement neurochirurgical ?

Lorsqu'une personne souffre de démence (voir ce terme question 2), un scanner cérébral est systématiquement demandé. Au cours de cet examen, le praticien pourra découvrir la présence d'une tumeur, qui peut être à l'origine de symptômes proches de ceux de la maladie d'Alzheimer.

La démence peut en effet être due à une tumeur bénigne d'évolution lente telle qu'un méningiome, qu'il est possible de retirer lors d'une intervention chirurgicale. De même, il peut s'agir d'un hématome sous-dural, c'est-à-dire une accumulation de sang sous la voûte crânienne (suite à des chutes ou à la prise d'un traitement anticoagulant), qu'il sera peut-être possible d'évacuer.

Il se peut aussi que le praticien découvre une dilatation importante des ventricules cérébraux, signe d'une « hydrocéphalie à pression normale », dont les symptômes associeront des troubles de la marche (petits pas), des troubles sphinctériens et urinaires (allant parfois jusqu'à l'incontinence), puis des troubles cognitifs. Ces symptômes pourront être améliorés en quelques heures ou quelques jours grâce à une ponction lombaire destinée, par une piqûre dans la colonne vertébrale, à extraire 20 à 40 ml de liquide céphalorachidien.

41 Les troubles de la mémoire peuvent-ils être dus à des accidents vasculaires ?

Oui, les troubles peuvent être consécutifs à des accidents vasculaires, c'est-à-dire liés à un infarctus cérébral (une partie du cerveau n'est plus irriguée) et/ou à la nécrose d'une région du cerveau. Comme pour les démences neurochirurgicales (cf. question 39), c'est l'imagerie médicale (en particulier l'imagerie par résonance magnétique, ou IRM) qui permettra au praticien de faire la différence.

Une démence vasculaire évolue le plus souvent par à-coups, mais elle peut aussi se constituer et s'aggraver de façon progressive, ce qui génère une confusion avec les démences dégénératives dont fait partie la maladie d'Alzheimer. La démence vasculaire s'exprime par un ralentissement cognitif, une apathie, une humeur d'allure dépressive, une humeur changeante, des troubles de la mémoire, des troubles des fonctions exécutives (la personne à du mal à planifier une action et à l'exécuter). À cela s'ajoutent des signes moteurs tels que des troubles de la marche et des mouvements anormaux.

Les principales causes des démences vasculaires sont les infarctus cérébraux (souvent multiples) de grande taille ou la survenue de multiples lacunes (état lacunaire). Une démence peut survenir après un infarctus unique.

42 Les troubles de la mémoire peuvent-ils être dus à des maladies neurodégénératives autres qu'Alzheimer ?

Certaines maladies neurodégénératives peuvent entraîner des troubles de la mémoire, mais leurs symptômes sont tels qu'ils ne peuvent être confondus avec ceux de la maladie d'Alzheimer. Trois d'entre elles sont estimées comme les plus fréquentes, après la maladie d'Alzheimer : il s'agit de la démence frontotemporale, de la maladie à corps de Lewy et de la maladie de Parkinson.

La démence frontotemporale

La démence frontotemporale est la plus fréquente des démences dégénératives, après la maladie d'Alzheimer. La démence frontotemporale se manifeste au premier plan par des troubles du comportement et des modifications de la personnalité qui apparaissent précocement. Le MMS (ou *Mini Mental State*, cf. question 23) est normal au début de la pathologie (score supérieur à 26/30) et donne ainsi une image faussement rassurante. L'interrogatoire de la famille ou de l'entourage est fondamental car ces troubles du comportement apparaissent alors que le patient ne présente pas de troubles de la mémoire. La famille est généralement intriguée par le changement brutal de son parent. Agressivité, désinhibition, négligence physique et vestimentaire, comportement égoïste rendent la personne rapidement inadaptée sur le plan social. Avec l'évolution de la maladie, les troubles cognitifs apparaissent. Poser le diagnostic de démence frontotemporale est important, car les médicaments prescrits dans le cadre de la maladie d'Alzheimer aggravent la maladie s'ils sont donnés à ces patients. L'âge du début est plus précoce que pour la maladie d'Alzheimer, souvent à partir de 50 ans.

La maladie à corps de Lewy

Après la maladie d'Alzheimer et les démences frontotemporales, la maladie à corps de Lewy est la troisième des démences dégénératives. Elle présente des troubles de la mémoire qui ne sont pas forcément au premier plan au début de la maladie, mais deviennent manifestes avec son évolution. On observe au cours de la maladie :

– des fluctuations importantes de l'état cognitif ;
– des variations importantes du niveau attentionnel et de la vigilance, d'une heure à l'autre, d'un jour à l'autre ou d'une semaine à l'autre ;
– puis des hallucinations souvent visuelles, durables et récidivantes, très bien décrites par le malade : par exemple, un chat dans le bureau du médecin, une femme dans le salon, des petits lutins sur la couverture, etc. ;
– un syndrome parkinsonien (tremblements, marche à petits pas, rigidité), qui n'est pas une maladie de Parkinson, mais des symptômes semblables.

D'autres critères sont importants pour affirmer le diagnostic, comme une sensibilité anormale aux neuroleptiques et l'apparition de syncopes. On remarque également une prédominance masculine dans la population touchée par cette maladie.

La maladie de Parkinson

La maladie de Parkinson est une pathologie neurodégénérative qui peut évoluer vers un ensemble de symptômes évoquant des troubles de la mémoire. Ces troubles sont d'une autre nature que ceux rencontrés dans la maladie d'Alzheimer.

43 Les troubles de la mémoire peuvent-ils être dus à une confusion mentale ?

Certains troubles de la mémoire peuvent être dus à un syndrome confusionnel (ou confusion mentale), qui n'a rien à voir avec la maladie d'Alzheimer. Le syndrome confusionnel peut ressembler à un état démentiel (au sens médical du terme, cf. question 2) par ses manifestations :

- troubles de l'attention et de la vigilance,
- troubles de la mémoire,
- désorientation dans le temps et dans l'espace,
- troubles de l'humeur,
- inversion du rythme veille-sommeil.

Cependant il s'agit d'un état transitoire et réversible, qui peut apparaître après une prise de médicaments, ou suite à une déshydratation. Sa survenue est brutale et d'évolution brève, contrairement à la maladie d'Alzheimer dans laquelle les symptômes apparaissent et se développent de manière progressive et irréversible.

Chapitre 4

Gérer les troubles du comportement

44 Quelle est la place des troubles du comportement dans la maladie d'Alzheimer ?

Les troubles dits du comportement font partie intégrante de la maladie d'Alzheimer, au même titre que les troubles cognitifs. Pourtant, pendant de nombreuses années, les troubles des fonctions cognitives ont fait l'objet d'une attention plus grande. Actuellement, du fait des conséquences douloureuses sur l'entourage, les troubles du comportement mobilisent davantage la réflexion. Quoi qu'il en soit, ces deux pôles ne peuvent être envisagés isolément, puisque les troubles du comportement peuvent être l'effet des troubles cognitifs et/ou une modalité de réaction à ces troubles. Ils se rencontrent chez toutes les personnes atteintes et ce à des stades divers de l'évolution, plus fréquemment à un stade plus avancé. Ils motivent fréquemment le placement en institution, souvent ressenti par les proches comme un échec et une souffrance.

L'évaluation des troubles du comportement nécessite à la fois l'intervention et l'écoute de la famille, dont le discours apportera des informations précieuses au spécialiste. Cette évaluation se fait également à l'aide d'échelles de comportements, dont la plus fréquemment utilisée, la NPI *(Neuropsychiatric Inventory)*, s'intéresse à la fréquence et la sévérité de douze symptômes comportementaux et psychiatriques, ainsi qu'au niveau de stress que ces troubles engendrent chez l'entourage.

Les troubles du comportement constituant parfois une réponse aux troubles cognitifs, leur survenue n'est pas uniquement liée au processus d'évolution de la maladie : il serait donc réducteur d'essayer de dater leur apparition dans l'histoire de la pathologie de la même façon pour tous les patients. De plus, ces troubles varient également en fonction de la personnalité du sujet et de l'environnement dans lequel il évolue. Du fait de leur pluralité et de leur diversité, il serait difficile d'en établir une éventuelle liste exhaustive. Aussi, nous tenterons de citer les plus fréquemment rencontrés dans la maladie d'Alzheimer.

Quels que soient ces troubles et leur moment d'apparition, si vous êtes le proche d'un patient, sachez qu'en apportant au praticien des informations sur ses modification de comportement et leur contexte de survenue, vous participez au mieux-être de votre parent.

45 À quoi sont dus les troubles du comportement ?

Il est important dans la prise en charge des patients d'essayer de comprendre le sens que revêtent leurs troubles du comportement.

Des causes diverses

Certains de ces troubles apparaissent en réaction à des troubles cognitifs. En effet, parfois rapidement après le début de la pathologie, mais le plus souvent plus tardivement, on constatera la survenue chez le patient de comportements inadaptés, imprévisibles, étranges quant à leur intentionnalité et faisant apparemment rupture avec ce qu'il était avant sa maladie. Ces comportements, dont le sens échappe parfois, sont en partie le reflet de la détérioration cognitive : par exemple une personne peut uriner dans une carafe d'eau parce qu'elle a oublié où se trouvaient les toilettes ou parce qu'elle a perdu certaines convenances sociales.

Par ailleurs, la neuro-anatomie nous apprend que certains troubles apparaissent lorsque des lésions atteignent une partie du lobe frontal (appelée cortex préfrontal, cf. schéma question 37) puisque cette zone, située en avant de notre cerveau, est impliquée dans nos comportements. Cependant ces troubles ne sont pas toujours à rattacher à l'atteinte d'une zone précise du cerveau, en particulier lorsqu'ils relèvent du fort complexe domaine émotionnel (manifestations anxieuses, dépression, agressivité...).

De manière plus générale, l'origine des troubles du comportement n'est pas unique et ne saurait se réduire systématiquement à l'existence de lésions cérébrales : l'apparition d'une maladie, une prise de médicaments mal tolérés, des modifications de l'environnement, les modalités de réaction de la personne face à ses difficultés peuvent également être en cause.

On le voit, les troubles du comportement ne sont pas tous imputables à la maladie. Il est donc important, en présence d'un patient, de ne pas banaliser le trouble, ni de le considérer systématiquement comme relevant de la maladie d'Alzheimer, sans réfléchir au-delà. Ainsi, il sera nécessaire de vérifier :

– du point de vue médical, si le malade n'est pas gêné par un trouble d'un tout autre registre (maladie, etc.) qu'il ne peut verbaliser clairement et tente d'exprimer par son comportement : l'état d'agitation du malade pourrait alors dans certains cas être interprété comme le reflet de sa douleur somatique et du malaise ressenti ;
– si la cause n'est pas d'origine médicamenteuse : certains médicaments peuvent être à l'origine d'un

comportement agressif, d'un état d'agitation, d'une irritabilité (benzodiazépines, neuroleptiques, etc.) ;
– si l'environnement, le cadre habituel, n'est pas modifié : les personnes souffrant de la maladie d'Alzheimer, en perte de repères, sont très sensibles aux modifications de leur environnement ; un bouleversement des repères externes peut devenir source d'une incompréhension et d'une anxiété qui vont se manifester par un état d'agitation ou une certaine agressivité.

Donner du sens aux modifications de comportement

Si on limite systématiquement l'origine des troubles du comportement aux lésions cérébrales, ces troubles ne peuvent s'interpréter qu'en termes de pertes, de déficits. Ce serait alors réduire la personne à sa pathologie et négliger la part de l'être qui vit avec sa maladie, ce qui est à notre sens une source d'erreurs dans la compréhension de l'individu et dans son accompagnement. Peut-être est-ce notre difficulté à décoder le sens d'un message qui nous conduit à conclure qu'un comportement n'a pas de signification ? Si vous êtes parent d'une personne souffrant de la maladie d'Alzheimer, il vous faut garder à l'esprit que cette dernière doit composer non seulement avec sa maladie, mais aussi avec un environnement dont elle saisit de moins en moins le sens : une situation qui peut être vécue sur un mode hostile ou anxiogène.

Certains croient que les personnes ne sont pas conscientes de leurs troubles (on parle d'anosognosie). Cette croyance est lourde de conséquences car elle conduit aussi à ignorer que les malades puissent ressentir l'émergence de ces troubles et y réagir. Nous pensons, nous, que la conscience de ses propres troubles peut être très variable. Les personnes malades tentent de s'adapter à un environnement dont elles perdent progressivement les données et essaient de conserver une relation avec leurs proches avec lesquels elles perdent le contact. À travers ces échecs répétés, elles vivent une véritable hémorragie narcissique. C'est pourquoi :

– leur vécu dépressif peut parfois être compris comme la résultante de cette diminution douloureuse de l'estime de soi,
– les sentiments d'anxiété peuvent parfois être interprétés comme une réaction aux tentatives échouées de faire face à ce que l'on ne comprend plus,
– l'émoussement affectif, c'est-à-dire la perte apparente de sentiments vis-à-vis de l'entourage, pourrait partiellement (elle a aussi des causes organiques) se concevoir en termes de mécanisme de défense, comme une tentative d'isolement, de retrait d'un monde qui devient incompréhensible et source d'échecs répétés.

La personne dont les repères internes vacillent, qui ne comprend plus son environnement, peut, par mécanisme de défense, percevoir ce dernier comme hostile et menaçant. Même s'il s'agit de son interprétation à elle, ce processus défensif lui permet de projeter à l'extérieur d'elle-même un bouleversement interne, afin de s'éviter un anéantissement du moi.

46 | Ma mère présente des troubles du comportement alimentaire. Est-ce dû à la maladie ?

Les personnes souffrant de la maladie d'Alzheimer peuvent développer une hyperphagie, c'est-à-dire une augmentation de leur ration alimentaire journalière. (Elle se distingue de l'hyperoralité définie par la mise à la bouche de toutes sortes d'objets, pas seulement alimentaires, et qui peut également affecter les malades Alzheimer.) Sa survenue est liée à l'évolution de la maladie et se traduit de diverses façons :

- des repas au cours desquels la personne va avaler les aliments à une vitesse très rapide, un trait caractéristique des personnes atteintes de la maladie d'Alzheimer ;
- des prises alimentaires entre les repas, sous forme de grignotage, le plus souvent sucré ;
- la répétition du même repas car la personne va oublier qu'elle l'a déjà pris, à cause de ses troubles de la mémoire – votre parent peut ainsi vous affirmer vers 10 heures qu'il n'a pas pris son petit-déjeuner et vous demander de le resservir.

Cependant, le trouble observé le plus fréquemment est l'anorexie, qui peut vous mettre en réelle difficulté : votre parent refuse de s'alimenter. La question que vous pouvez vous poser est : « Comment dois-je me comporter devant un tel refus alimentaire ? » Doit-on demander une alimentation entérale, c'est-à-dire une sonde gastrique pour alimenter le malade ? Ce geste est invasif et vécu comme agressif par les malades (et par les proches également). La symbolique de l'alimentation étant forte, vous pouvez avoir l'impression de « laisser votre parent mourir de faim ». Les différentes études réalisées ne montrent pas une amélioration de la survie significative pour les patients nourris par sonde. En pratique, vous pouvez essayer d'alimenter votre parent en fractionnant les repas au cours de la journée et en lui apportant ce qui lui fait plaisir, dans le but d'apporter une ration calorique suffisante.

47 Pourquoi est-ce que mon conjoint ne dort plus la nuit et se repose le jour ?

Les personnes atteintes d'une maladie d'Alzheimer présentent à un stade modéré ce que l'on nomme une « inversion du rythme nycthéméral », c'est-à-dire qu'elles inversent leur rythme veille-sommeil, et se mettent à déambuler pendant la nuit et dormir le jour. Les enregistrements du sommeil sur le plan de la qualité et de la quantité font apparaître chez ces personnes un tracé très fragmenté, traduisant la très mauvaise qualité de leur sommeil : il n'y a plus de sommeil lent profond – qui correspond au sommeil réparateur.

Lors du vieillissement physiologique (c'est-à-dire en l'absence de toute maladie), il existe une modification de la qualité du sommeil avec une disparition dans les grands âges du sommeil lent profond (stades 3 et 4) et une fragmentation du sommeil la nuit. Une proportion importante des individus se plaint de la qualité de son sommeil avec le vieillissement, mais dans la maladie d'Alzheimer, cela devient excessif.

Vous pouvez vous trouver confronté à la gestion de ce comportement, qui pose une réelle problématique de prise en charge. Dans ce cas, un médecin pourra proposer un médicament hypnotique du type Stilnox®, dont le résultat ne sera pas systématiquement satisfaisant.

Par ailleurs, votre parent pourra manifester des états d'hyperactivité à des horaires précis, en particulier après 16 heures (période la plus fréquente) : on parle de « phénomène du coucher de soleil » (*sundowning*). Durant ces périodes difficiles à gérer, l'écoute d'une musique douce peut procurer un apaisement et un renforcement des activités diurnes.

48 | Qu'est-ce que l'instabilité psychomotrice ?

Il s'agit d'un trouble qui peut prendre plusieurs formes distinctes :

– la tasikinésie, qui est l'incapacité à rester assis ou allongé (elle apparaît le plus souvent à la suite de la prise de certains médicaments) ;

- la déambulation, qui définit le comportement de la personne explorant les lieux ;
- le syndrome de Godot, trouble anxieux consistant à suivre l'aidant principal dans tous ses déplacements.

Madame M. et son interne

Madame M., âgée de 89 ans, est atteinte de la maladie d'Alzheimer. Depuis son arrivée dans le service, elle déambule toute la journée et suit tous les matins l'interne lors de sa visite.

49 Mon parent déambule sans arrêt. Que cherche-t-il ?

Le comportement de déambulation est fréquent chez la personne atteinte par la maladie d'Alzheimer. Il serait la conséquence de lésions pariétales (cf. schéma question 19). Source d'anxiété pour vous, il nécessite une attention particulière dans la mesure où il peut mettre le malade en danger (s'il entre dans des endroits dangereux, s'il sort sans tenir compte du temps, etc.). Il s'agit alors de mesurer si ce comportement porte préjudice à quelqu'un, avant de se précipiter sur des solutions trop rapides – comme l'administration de médicaments sédatifs ou le maintien en position assise par contention (ce qui peut générer un état d'agitation).

Comment penser ce comportement ? Penchez-vous sur l'histoire du malade. Comment était-il avant sa maladie : aimait-il marcher, avait-il ce comportement quand il était préoccupé ? Cette activité pourrait-elle prendre un sens dans la continuité entre l'avant-maladie et l'installation de celle-ci ? Pourrait-elle refléter de l'ennui, la recherche d'un endroit rassurant, d'une personne, de repères ?

Madame A. et sa maman

Madame A., âgée de 91 ans, se situe à un stade avancé de l'évolution de la maladie d'Alzheimer. Tous les jours, elle déambule en appelant sa maman. Son langage est très réduit à la fois du point de vue quantitatif et qualitatif mais elle exprime toujours cette quête de sa mère : « Maman, j'ai peur, ça fait mal, maman... »

Le comportement de déambulation peut aussi être le reflet de la désorientation dans le temps (par exemple, une patiente déambulait en cherchant l'école où elle allait chercher ses enfants) ou dans l'espace (la personne ne se souvient plus qu'elle se trouve à l'hôpital et recherche sa maison). Si vous rencontrez ce type de comportement, favorisez les marches à pied avec votre parent, à l'extérieur, si cela est encore possible.

Ce comportement peut donc comporter un but :

- quête de relation,
- quête d'échange,
- quête de présence,
- recherche d'un endroit ou d'une personne aimée et/ou rassurante,
- tentative d'autostimulation,
- fuite face à une perception douloureuse de l'environnement,
- lutte contre un sentiment interne d'insécurité, d'anxiété,
- quête de repères en essayant de se familiariser avec un espace que le malade oublie à mesure,
- attitude d'exploration de l'environnement,
- envie de rentrer chez soi,
- palliatif de l'ennui,

– tentative de lutter contre un sentiment de vide.

Parfois ce comportement n'a pas d'objectif apparent parce que la personne peut l'avoir oublié entre-temps. Il s'agit souvent d'un moyen d'exprimer un vécu que la personne ne peut communiquer par une autre voie. Si le comportement ne lui porte pas préjudice, il faut la laisser faire, d'autant que cela est bénéfique pour sa santé – tout en prenant garde cependant que ces déambulations, par leur caractère excessif, ne portent pas atteinte à sa santé (fatigue confinant à l'épuisement...).

Quand le corps ne déambule pas, ce peut être l'esprit qui déambule, prenant le relais du corps :

Un esprit qui déambule

Madame C., hospitalisée en soins de longue durée, est atteinte de la maladie d'Alzheimer. Elle ne semble pas capable de déambuler, car elle présente des difficultés à la marche et est dépendante d'un fauteuil. Mais si l'on se penche sur son regard, on perçoit à quel point il balaie l'espace, à quel point son esprit déambule.

Madame C. est souvent face au bureau de la psychologue et dès qu'elle l'aperçoit, son regard l'agrippe : « S'il vous plaît, ça va pas, quand est-ce qu'on se voit, je comprends rien à ce qu'il y a autour de moi, c'est tout flou, c'est le trou, je comprends rien. » En entretien, cette femme manifeste une certaine anxiété qu'elle verbalise. Elle la rattache à son incompréhension du monde, ne faisant pas immédiatement le lien avec ses difficultés de mémoire. Elle ne comprend pas pourquoi les gens la regardent ainsi, pourquoi il fait gris dehors, pourquoi les arbres n'ont plus de fleurs, pourquoi elle porte un pull vert avec une robe bleue et surtout, elle ne comprend pas pourquoi sa mère ne lui a pas donné de nouvelles depuis des années.

Cette femme a besoin de soutien et c'est sur la relation avec la psychologue qu'elle s'appuie. Ce besoin est si important qu'elle en arrive à dire que la psychologue représente à ses yeux sa mère, que le bureau est comme chez elle, et que la psychologue est plus que « le soleil de sa vie » mais « sa vie entière ». La difficulté de ce type d'investissement, archaïque, est bien sûr la séparation, qu'elle gère pour le moment bien. Ce cas montre donc l'importance du « bon objet », celui qui est recherché et auquel cette femme s'agrippe parce qu'il constitue son repère.

Aussi on observe que parfois, en manque de repères, les sujets vont rechercher dans leur imaginaire ce « bon objet », cette personne rassurante, le plus souvent l'image de la mère. Pour Madame C., cette quête de la mère qu'elle ne trouve pas dans la réalité (parce que décédée depuis longtemps) est alors vécue sur le mode de l'angoisse d'abandon. Elle semble chercher une personne rassurante se rapprochant de ce que les psychologues nomment le « bon objet imaginaire », c'est-à-dire l'objet porteur de tout ce que l'on idéalise de l'image maternelle, rassurante, protectrice, etc.

Lorsque vous cherchez à comprendre le sens de la déambulation de votre parent, pensez à faire la distinction entre :
– la fugue, qui marque une intention de partir,
– l'errance, qui n'a pas nécessairement cette intentionnalité.

En fonction du sens attribué à ce comportement, les modalités d'intervention sont évidemment différentes :
– la proposition d'activités peut répondre au sentiment d'ennui,
– l'échange par la parole ou les gestes peut répondre à la demande relationnelle.

Le comportement de déambulation n'est pas nécessairement problématique. Aussi, après en avoir mesuré le sens et si cela ne présente pas de mise en danger pour le malade, il n'y a pas de raison d'intervenir. Dans le cas contraire, la surveillance s'impose en suivant le malade des yeux ou en l'accompagnant à la fois pour le rassurer et pour le réorienter progressivement : ceci s'avère souvent plus efficace et moins traumatisant que de l'empêcher systématiquement d'essayer d'atteindre le but qu'il s'est fixé.

La réalisation d'activités courtes, régulières et sources de plaisir pour la personne peut constituer une action préventive.

50 Que puis-je faire quand mon parent est agité ?

Considérée comme le plus fréquent des troubles du comportement, l'agitation du malade Alzheimer se définit comme l'inadaptation d'une activité verbale ou motrice. Elle revêt plusieurs formes :

– agitation verbale (injures, cris),
– agitation physique non agressive,
– agitation agressive (coups...).

Elle se caractérise par des conduites inadaptées au cours desquelles le malade reproduit des gestes sans but apparent (comportement de type obsessionnel comme plier et déplier des vêtements, se rendre sans cesse dans le même lieu...), répète inlassablement les mêmes questions ou effectue des gestes stéréotypés, plus tardivement dans l'évolution de la maladie, comme de se frotter sans cesse les mains. Les déambulations et les fugues peuvent aussi entrer dans ce cadre de l'agitation.

Quand l'agitation se manifeste, essayez de comprendre ce qui pourrait l'avoir déclenchée (état de malaise physique, modification de l'environnement, sentiment de frustration ressenti par le malade, réaction à votre propre agressivité, bruits divers, sentiment d'échec face à la réalisation de certaines activités de la vie quotidienne...) pour ensuite mettre à l'écart ces situations « à risque ».

Madame R. et ses ciseaux

Madame R., âgée de 90 ans, atteinte d'une maladie d'Alzheimer modérée, présente soudainement à son domicile une crise d'agitation sévère : elle prend des ciseaux et coupe tous ses vêtements en petits morceaux. Son fils a dû appeler les pompiers pour pouvoir la calmer et la transporter à l'hôpital. Dans ce cas, le fils n'a pas su identifier une cause à cet état d'agitation. C'est la prise de médicaments qui a été le seul mode de prise en charge possible.

51 À quoi sont dues les manifestations d'agressivité ?

L'agressivité augmente avec l'avancée de la maladie et peut recouvrir différentes formes, depuis la simple opposition ou irritabilité jusqu'aux agressions verbales et physiques.

De la même manière que pour les autres troubles du comportement, votre démarche consiste à repérer l'origine de cette agressivité : la personnalité du sujet avant sa maladie peut jouer un rôle. Il importe d'observer quel peut être l'élément déclenchant ce comportement : y a-t-il eu des modifications de l'environnement, le malade ressent-il un éventuel désordre somatique, avez-vous été vous-même agressif avec lui (ou du moins le malade l'aurait-il ainsi perçu), a-t-il mal supporté certains médicaments ? Si aucun de ces éléments ne vous paraît être en cause, rappelez-vous que les troubles cognitifs empêchent votre parent d'analyser son environnement de manière adaptée. De ce fait, il peut percevoir ce dernier sur un mode hostile et ainsi manifester son sentiment d'insécurité. La réponse à l'agressivité par l'agressivité n'apaisera pas votre parent et il est même possible que cela accentue son malaise. Il sera probablement difficile pour vous dans ces moments de rester calme, mais cette attitude reste la plus adaptée. En cas de violence extrême, le recours aux médicaments comme les neuroleptiques atypiques sédatifs, type Tiapridal®, est nécessaire.

Une histoire de porte-monnaie

Madame F., âgée de 85 ans, présente une maladie d'Alzheimer à un stade modéré. Elle déambule sans cesse avec son sac en cherchant son porte-monnaie. Elle interpelle tous les soignants pour savoir qui le lui a volé, on lui répond que c'est sa fille qui l'a gardé. Madame F. devient alors très agressive vis-à-vis des soignants, les insultant. La cause de cette agressivité est liée à la détérioration de ses fonctions intellectuelles qui retentit sur sa capacité à gérer ses affaires. Elle ne comprend pas et n'accepte pas que, ayant travaillé toute sa vie, sa fille garde son porte-monnaie.

52 | Pourquoi mon parent crie-t-il ?

Ce comportement peut apparaître à un stade avancé de la pathologie. Les travaux de recherche sur ce thème ne sont pas très abondants et on ne sait finalement pas clairement pourquoi ce comportement émerge. Il se pourrait que des lésions cérébrales soient en cause.

Il est pourtant important de réfléchir sur ce sujet. Posez-vous la question de savoir quand se produit ce comportement. Fait-il suite à un événement particulier, se répète-t-il à certains moments de la journée, après ou avant les repas, au moment de l'arrivée d'un étranger, au moment où vous vous trouvez en train de réaliser telle activité ? S'agit-il d'un cri marquant un malaise, une douleur, un appel, une recherche de présence ou d'attention qui ne peut plus s'exprimer par le langage ?

Ce comportement pose question parce que le cri renvoie souvent inconsciemment à la douleur et peut être aussi à la mort. Il peut donc être vécu avec une certaine anxiété, d'autant que vous pouvez éprouver des difficultés – normales – à en comprendre le sens. Dans le contexte de la maladie d'Alzheimer, ce comportement est à prendre en considération, mais il faut aussi parvenir à le dédramatiser, parce qu'il ne représente pas dans tous les cas un état de douleur majeur.

53 Comment agir face à des débordements sexuels ?

Ces troubles apparaissent généralement à un stade modéré de l'évolution de la maladie. Ils se caractérisent par des comportements dits de « désinhibition », dans lesquels la personne adopte des attitudes « interdites » socialement : propos à connotation sexuelle, masturbation en public, avances, etc., qui n'ont rien à voir avec un comportement pervers.

En effet, dans le cas de la maladie d'Alzheimer, ce comportement résulte d'une diminution des inhibitions induite par une lésion cérébrale dans la zone frontale (cf. schéma question 19), une région du cerveau gérant la capacité à maintenir l'information selon laquelle « tel geste relève de l'intime ». Les conduites de désinhibition contrastent souvent avec la personnalité antérieure de l'individu, qui ne se serait jamais déshabillé en public, n'aurait jamais utilisé de termes grossiers, ne se serait jamais masturbé en présence d'autres personnes sans la moindre gêne.

Dans le cas où vous vous trouvez face à votre parent qui se déshabille, il est d'abord important d'essayer de comprendre si ce comportement n'a pas un sens caché : il peut avoir chaud, vouloir exprimer son désir d'aller aux toilettes, etc. Si vous ne décelez pas de sens à ce comportement, ne perdez pas de vue qu'il n'a pas visée de provocation et que même si cela se trouve être très gênant, surtout quand il est question de son père ou de sa mère, il est totalement inutile d'avoir recours à la morale, à la réprimande, voire à la punition.

Comme toute personne, le ou la malade peut ressentir un plaisir d'ordre sexuel. Pour cela, il faut pour sa part faire un travail sur soi et accepter qu'une personne âgée et malade (qui se trouve être sa propre mère ou son propre père) puisse avoir des désirs d'ordre sexuel. Ces besoins existent encore et lors de ce type de manifestation, il est indiqué de laisser la personne seule dans un endroit où elle trouve une certaine intimité, c'est-à-dire dans un lieu où son besoin ne s'exprime pas à la vue de tous.

54 Le médecin a parlé d'« hyperémotivité » et de « réactions catastrophiques ». De quoi s'agit-il ?

L'hyperémotivité est une forte tendance à pleurer, plus fréquemment et plus facilement, ou de façon plus intense, dans des circonstances particulières : par exemple lors de la présence d'un étranger ou lors du départ ou de l'arrivée d'un proche. Elle peut se manifester aussi quand le malade se trouve dans l'incapacité de réaliser une tâche ou lorsqu'il regarde des événements tristes à la télévision.

Inversement, les réactions catastrophiques sont généralement indépendantes du contexte extérieur et du vécu affectif de la personne. Survenant rarement, elles se manifestent (le plus souvent à un stade avancé de la pathologie) par un excès d'agitation qui envahit la personne. Cette dernière se trouve alors en situation d'angoisse et de détresse. Les paramètres de la situation lui échappant, elle manifeste son incompréhension et le débordement émotionnel qu'elle vit par un état douloureux où s'installent cris, pleurs, lancement d'objets, déambulations anxieuses, etc., qui peuvent être interprétés, dans certains cas, comme un excès d'agitation non canalisée.

Si vous avez identifié la cause, vous pouvez agir en ne confrontant pas votre parent à des situations douloureuses pour lui. Face à ce type de comportement, il s'agit avant tout de rester calme (votre parent sera sensible à la peur que vous pourriez ressentir et cela risque de générer davantage d'anxiété chez lui). Bien sûr, cela est difficile dans certaines situations, notamment quand ces manifestations se présentent pour la première fois et que vous n'y êtes pas préparé ou que ces troubles se répètent et deviennent difficiles à supporter. Le plus souvent, la douceur est un bon remède pour apaiser la personne. Les mots aussi, prononcés doucement, où vous lui signifiez votre désir de le comprendre et de l'aider, peuvent avoir un effet bénéfique. Ensuite, vous pouvez proposer à votre parent une activité que vous savez appréciée de lui, afin de canaliser son attention sur autre chose.

L'angoisse d'abandon

Madame L., âgée de 88 ans, est hospitalisée en soins de longue durée depuis 5 ans. Madame L. n'a plus de famille, elle n'a reçu aucune visite depuis son arrivée à l'hôpital. Elle est atteinte de la maladie d'Alzheimer à un stade avancé. Il est 14 heures, c'est le moment du changement d'équipe, les soignants « de jour » passent le relais à ceux « de garde ». Depuis son arrivée dans le service, Madame L. s'est attachée à Sébastien, un jeune soignant présent depuis son arrivée à l'hôpital. Ce jour-là, et ce depuis quelque temps déjà, Madame L., lors du départ de Sébastien, se met à hurler dans l'unité. Elle pleure et a les yeux grands ouverts comme si elle était terrorisée par ce qu'elle vivait. Elle parle peu mais le peu qu'elle évoque suffit à percevoir son angoisse : « Non, non, non, au secours, non, au secours, non ! » Ces quelques paroles sont accompagnées de mouvements de bras montrant le débordement anxieux qu'elle ressent. Un soignant décide alors de l'accompagner dans sa chambre et reste avec elle, il évoquera plus tard sa difficulté à la calmer, malgré sa douceur et toutes les paroles rassurantes qu'il lui dit. Au bout d'une heure, Madame L. s'arrête de pleurer, son visage est beaucoup plus apaisé. Elle s'endort quelques minutes plus tard.

55 Comment comprendre les manifestations dépressives ?

La tristesse de l'humeur peut s'observer à différents stades de la maladie d'Alzheimer.

On suppose qu'elle correspond plutôt au début à une réaction de la personne qui prend conscience de ses pertes cognitives, en particulier lorsqu'elle est mise en échec. Au cours de l'évolution, il semblerait que cette tristesse soit plus le fait de lésions cérébrales spécifiques, indépendamment de l'environnement. Au contraire de la dépression (cf. question 38), la tristesse est de courte durée dans une journée, survenant par moments et s'accompagnant rarement d'idées suicidaires.

Vieillesse et état dépressif

Beaucoup de travaux se sont penchés sur l'état dépressif du sujet âgé non atteint de la maladie d'Alzheimer. Ils mettent en évidence les nombreux remaniements imposés par la vieillesse. En effet, la personne âgée doit composer avec diverses problématiques :
- le corps devient parfois objet de souffrance (pathologies somatiques diverses) ;
- le corps est le lieu où se cristallise l'effet du passage du temps (il est moins désirable, dans un contexte qui valorise sans cesse la jeunesse du corps) ;

– la personne vieillissante est mise à l'écart du champ social (lors de la mise à la retraite) ;
– la personne fait face à la mort de nombreux proches ;
– elle perçoit l'approche de sa propre mort.

Tous ces aspects constituent autant de nombreuses pertes auxquelles la personne âgée devra se confronter et pour lesquelles elle devra réaliser un travail de deuil.

Les personnes souffrant de la maladie d'Alzheimer sont elles aussi confrontées aux problématiques liées à l'âge. La tristesse de leur humeur ne peut être systématiquement attribuée à des désordres neurobiologiques (dont nous n'excluons absolument pas la participation). De plus, notre pratique et nos échanges avec les patients nous apprennent que leur tristesse et leur douleur psychique, qu'ils verbalisent comme ils le peuvent, ne sont pas non plus uniquement causées par la constatation de leurs troubles cognitifs. Les sentiments de douleur morale peuvent être liés à la disparition d'un être aimé, à un vécu de solitude, à la perspective de leur propre mort, à la perception de leur corps, etc. Les personnes vont plus souvent verbaliser ces sentiments au début de la maladie, quand les troubles cognitifs ne sont pas encore trop étendus. Il faut savoir les écouter en étant conscient que la maladie ne les empêche pas de souffrir de leur état de vieillesse, ni même des différents traumatismes ou événements douloureux qu'ils ont pu vivre au cours de leur histoire.

La difficulté du travail de deuil

Les personnes souffrant de la maladie d'Alzheimer vont rencontrer plus de difficultés que d'autres à effectuer les deuils dont nous parlions plus haut. Ce travail demande non seulement du temps, mais aussi une capacité à se détacher de l'objet aimé et perdu afin d'investir d'autres choses pour continuer à vivre. Il s'inscrit dans la durée et nécessite l'utilisation d'outils psychiques et cognitifs. Or, les troubles cognitifs dont souffre la personne mettent un frein sévère à cette possibilité d'élaborer et de « faire ses deuils » : le temps prend une autre dimension dans la maladie d'Alzheimer. De plus, la maladie engendre un processus de « déliaison » important : en temps normal, la pensée sert à faire du lien entre les différents événements vécus. Lorsque cette aptitude devient déficitaire, que la pensée paraît vide et ne crée plus de liens, les ressentis du malade flottent à la dérive, sans relation avec l'événement ou l'histoire qui leur donnerait un sens. En l'absence d'outils intellectuels leur permettant de comprendre, en l'absence de mots pour s'exprimer, les personnes malades sont débordées par leurs affects, c'est-à-dire l'ensemble de leurs sentiments. Quel est donc le sens de leur repli ? Est-ce parce qu'elles sentent qu'elles ne possèdent plus les outils pour communiquer ? Le repli serait-il un moyen de fuite pour éviter l'angoisse de se confronter à une situation d'échec ?

Une dame un peu trop tranquille

Madame Y., âgée de 81 ans, est reçue par la psychologue du service : « elle ne présente pas de problème particulier, elle reste dans sa chambre, elle est tranquille », expliquent certains soignants. La réalité du vécu du sujet est très différente puisque la patiente présente un syndrome dépressif qui s'exprime par une attitude de retrait. Elle témoigne de son sentiment de solitude et de son isolement, se disant « seule devant tout, face à tout », sans comprendre ce qui se passe, sans personne à qui parler. Ses phrases ne sont plus des phrases, seulement des mots : « La mort madame, c'est tout..., y a personne, c'est tout..., c'est seul comme ça madame, c'est tout..., c'est compliqué, y a rien, c'est tout..., ça fait mal partout... »

56 Ma femme a l'air de ne plus s'intéresser à ce qui l'entoure. Est-ce une conséquence de la maladie ?

L'apathie se caractérise par un déficit des émotions et des intérêts ; on parle également d'indifférence ou d'émoussement affectif. Définie par RS Marin en 1991, l'apathie est un « trouble de la motivation qui présiderait au manque d'intérêt, d'implication, de ressenti et d'émotions par rapport aux événements ». Elle ne peut être attribuée à un trouble de conscience, à un déficit intellectuel ou à un stress émotionnel. L'apathie serait la résultante de lésions cérébrales spécifiques.

« *Rien ne la touche* »

Madame G., âgée de 90 ans, est atteinte de la maladie d'Alzheimer. Ancienne enseignante, elle est décrite par sa famille comme ayant toujours été très active, passant son temps entre son travail et ses enfants auxquels elle ne manquait pas une occasion de faire plaisir : « Elle nous faisait toutes les fêtes, elle en inventait même, le dimanche midi, il y avait toujours quelque chose à fêter, ça lui faisait tellement plaisir de nous recevoir, de préparer le repas… Elle aimait nous savoir heureux. Depuis quelques années, son comportement a beaucoup changé, comme si elle n'était plus la même. Je lui parle de ses petits-enfants, elle écoute à peine, elle ne demande pas de nouvelles de la famille, ou très rarement. À la maison, elle reste assise sur son fauteuil, elle qui aimait beaucoup cuisiner, elle ne s'y intéresse plus. Quand sa petite-fille, qui ne l'avait pas vue depuis plusieurs mois, est venue la voir, la semaine passée, elle m'a dit tristement que sa grand-mère n'était plus la même "Mémé gigi", parce qu'elle n'était plus aussi joyeuse qu'auparavant et qu'elle était ailleurs alors que sa petite-fille venait de lui apprendre qu'elle se marierait l'année prochaine. En effet, aujourd'hui, nous avons l'impression lors des repas de famille qu'elle est isolée, que rien ne la touche. »

57 | Quelle est la signification de l'anxiété ?

Au début de la maladie, les troubles anxieux peuvent constituer une réaction de la personne face à la conscience de ses troubles cognitifs et la perte de ses repères habituels. Cependant, chez certaines personnes, il existait déjà un tempérament anxieux, qui va simplement s'exprimer différemment du fait de la maladie. À un stade plus avancé, l'anxiété, que le malade ne réussit plus à verbaliser, pourra se manifester à travers des préoccupations concernant le corps (d'allure hypocondriaque) ou par la voie motrice (déambulation, fugues, agitation, agressivité). Comme pour nombre de comportements, il peut exister plusieurs causes sous-jacentes à l'état d'anxiété.

Dans tous les cas, ces comportements nécessitent avant tout une écoute.

« *C'est moi que je cherche* »

La psychologue reçoit Madame V. régulièrement, à raison d'une fois par semaine. Cette dernière est hospitalisée dans une unité de soins de longue durée. Il s'agit d'une femme de 91 ans, divorcée, sans enfants, ancienne couturière, aujourd'hui touchée par la maladie d'Alzheimer. Elle témoigne un vécu d'anxiété, non véritablement pathologique, exacerbé le matin. Son discours montre que cette anxiété est parfois liée au sentiment de perte d'identité : « Je suis lunaire, toujours dans la lune, comme si j'étais pas sur terre, parfois je suis ailleurs mais moi, j'ai l'impression d'être sur terre. Je comprends absolument pas pourquoi je n'ai pas de nouvelles de ma mère, elle devrait pourtant mettre son nez dans mes devoirs. Je lui ai dit un jour que je m'adresserai à la mairie pour savoir d'où je ressors, j'attends le verdict pour savoir d'où je sors et où je vais aboutir, j'ai un père, c'est le néant, c'est pas compliqué mais en même temps c'est très compliqué parce que je me demande qui je suis, j'ai l'impression d'être bonne à rien mais je sais répondre et ça n'est pas donné à tout le monde, je cherche le bon chemin mais c'est difficile quand on en a plusieurs en vue et qu'on ne sait pas où mettre les pieds. Quand je vous parlais, je voyais un oiseau derrière vous se poser sur une branche, lui sait où est son chemin, je sais pas où je vais parce que je me demande d'où je peux bien sortir. En plus, des fois, quand on a trouvé une issue, parfois c'est pas la bonne parce que ça ne correspond pas à mes désirs profonds, c'est difficile d'exprimer ses désirs, j'essaie de balayer devant ma porte mais ça finit toujours par revenir, je cherche mais peut être que c'est moi que je cherche finalement. »

58 Pourquoi mon père me pose-t-il souvent les mêmes questions ?

Aussi pénible soit-elle, la répétition des mêmes questions, interrogations et préoccupations, est un élément avec lequel il faut composer lorsque l'on accompagne un parent malade. Ce comportement est lié aux troubles de la mémoire et au fait que le malade :
– ne se souvient pas d'avoir déjà posé la question,
– a également oublié la réponse.

Les questions de Monsieur C.

Monsieur C., âgé de 78 ans, présente une maladie d'Alzheimer légère. La famille rapporte lors d'une consultation qu'il radote et que ça devient très fatigant, et la question posée par la famille est : « Comment doit-on, Docteur, se comporter, doit-on lui répéter aussi cinquante fois la même réponse ? Par exemple, Docteur, hier encore il nous a demandé vingt fois de suite : "Quand vient Barbara ?" » Barbara est son autre fille, qui lui rend visite deux fois par mois.

La répétition d'une même question traduit souvent un sentiment d'anxiété qu'il faudra savoir décoder. Il est tout à fait possible que cette question en cache une autre : il sera donc nécessaire de déterminer quel est son sens caché, quand il y en a un. Dans ce cas-là, il est préférable de ne pas chercher à éviter la question : tenter d'esquiver la réponse peut majorer l'anxiété qui s'exprime à travers cette demande. Aussi, autant que possible, il faut essayer d'y répondre de la manière la plus adaptée en tentant de rassurer la personne. Si tout cela ne fonctionne pas, il reste la possibilité de proposer une activité qui lui plaise afin de canaliser sa pensée ailleurs.

59 | Pourquoi ma mère compte-t-elle parfois sans s'arrêter ?

Ce type de trouble appartient aux manifestations dites compulsives. Elles peuvent prendre plusieurs formes, par exemple :

- le comptage à voix haute,
- la répétition de certains gestes comme se frotter les mains,
- la répétition incessante de la même question ou du même refrain.

Elles sont parfois regroupées sous le vocable « stéréotypies ». Ce trouble du comportement correspond à une forme particulière d'attitude persévérative (cf. question 60).

60 | Que signifient les attitudes « persévératives » ?

Il s'agit d'un processus survenant en général à un stade avancé de la maladie, consistant en la répétition de mêmes gestes, qui peuvent n'avoir apparemment aucun sens. Ce comportement est lié à des lésions cérébrales à cause desquelles la personne n'a plus la capacité de se défaire de ce qu'elle entreprend, d'arrêter une action qu'elle a commencée.

La répétition de ces gestes peut avoir une fonction rassurante pour le malade. Il s'agira donc de se demander si elle lui est préjudiciable : en effet, si elle est sans conséquence néfaste, n'essayez pas d'y mettre fin. Au contraire, tentez d'utiliser ce comportement à des fins utiles, car le malade pourra ainsi se sentir valorisé dans la réalisation de son projet. Cependant, dans certains cas, il faudra intervenir pour des raisons de sécurité, mais ce sera avec du tact, en encourageant la personne à suivre une autre activité.

Un geste de couturière

Madame S., âgée de 85 ans, atteinte d'une maladie d'Alzheimer sévère, répète toute la journée, inlassablement, le même geste dit de « couturière » : elle manipule une partie de sa robe avec ses mains en mimant un geste de couturière.

61 Pourquoi mon père croit-il souvent qu'on lui a volé ses affaires ?

Il est souvent douloureux de subir une accusation de vol, surtout quand cette dernière est formulée par un proche. Pourtant, il s'agit d'une situation que vous rencontrez probablement lors de votre parcours auprès d'un proche souffrant de la maladie d'Alzheimer, autrement appelée « idée de préjudice ». Comment comprendre ce comportement ? Souvent, il est lié aux troubles de la mémoire qui ont fait oublier à votre proche le lieu où il a rangé ses affaires. Plutôt que de penser qu'il a oublié ce lieu, il dit qu'on lui a volé ses affaires – ce qui reste d'ailleurs assez cohérent avec sa pensée puisqu'il ne les retrouve pas. Dans le cas où il cherche un objet précis, il est judicieux de l'accompagner dans sa recherche, ce qui aura pour effet de le rassurer. Mais avant toute chose, il s'agit de ne pas prendre cette accusation comme étant réellement dirigée contre vous. Prenez du recul en considérant que si le malade formule une telle accusation, c'est à cause d'un oubli et non à cause de vous.

Monsieur R. ne trouve plus ses lunettes

Monsieur R., âgé de 79 ans, est atteint de la maladie d'Alzheimer. Il émet fréquemment la même plainte à l'encontre du personnel soignant : celle d'avoir été victime du vol de ses cigarettes et de ses lunettes. Il devient très virulent à l'égard des soignants, n'acceptant pas d'avoir été volé. Il justifie son propos par le fait qu'il a payé ses cigarettes, ainsi que ses lunettes, et qu'il est hors de question qu'il achète sans cesse des cigarettes qu'il n'a pas consommées et qu'il fasse refaire ses lunettes alors que les siennes étaient tout à fait adaptées. Ces accusations résultent de ses pertes de mémoire : il a consommé ses cigarettes et ne s'en souvient plus, tandis que parallèlement il oublie le lieu où il a rangé ses lunettes. Dans les deux situations, le fait d'accuser l'autre lui permet de se protéger par rapport à la confrontation douloureuse avec ses propres troubles de mémoire.

62 Ma mère me raconte des histoires fausses. S'agit-il de mensonges ?

Au cours de l'évolution de la maladie, la personne peut évoquer des idées « fausses », qui peuvent être l'objet de souffrance pour l'entourage. En effet, comme sa perception d'une situation ou d'un souvenir se trouve, du fait du processus pathologique, modifiée et erronée, elle peut entrer en conflit avec vous, chacun se sentant sûr de ses arguments (cf. question 68). Votre proche ne ment pas, puisque c'est sa perception ou l'interprétation qu'il en fait qui se trouvent altérées. Il est important de comprendre que ce comportement est inhérent à l'évolution de la pathologie, sinon il constituera une atteinte à la qualité de la relation entre vous et votre parent.

63 Comment faire face à l'émergence d'idées délirantes ?

Les idées délirantes sont des croyances fausses, fluctuantes, se rapportant à la signification d'un événement ou du comportement de quelqu'un. Elles peuvent donner lieu à des accusations souvent temporaires de vol ou d'infidélité du conjoint, puisque les thématiques les plus fréquemment rencontrées s'organisent autour des idées de préjudice, de vol et de jalousie. Ces idées délirantes peuvent s'associer avec d'autres troubles du comportement comme l'agitation ou l'agressivité. Elles seraient la résultante de lésions dans l'hémisphère droit.

Certains délires sont sous-tendus par un trouble de la perception visuelle perturbant la reconnaissance, qui peuvent être classés en quatre types :

- le phénomène du fantôme, dans lequel la distinction entre un trouble de l'identification et une hallucination est difficile,
- le trouble de la reconnaissance de sa propre image dans le miroir,
- le trouble de l'identification d'une autre personne,
- la conviction que les personnes observées sur l'écran de télévision sont dans la pièce et peuvent entendre ses propres propos.

Madame A. et ses enfants

Madame A., âgée de 92 ans, est diagnostiquée maladie d'Alzheimer depuis 7 ans. La famille est reçue par la psychologue et dit : « C'est bizarre, quand elle regarde la télévision, elle croit que c'est à elle qu'on pose les questions. Quand elle voit des enfants à la télévision, elle est perturbée : elle cherche alors ses enfants. » La famille nous apprend que dans sa jeunesse, leur mère a connu la guerre. La famille avait dû se cacher dans une cave, tous les enfants de Madame A. étaient près d'elle, accrochés à elle, elle était très inquiète pour eux. Les enfants relatent que ces événements douloureux par l'inquiétude, le désarroi et l'important sentiment d'insécurité qu'ils engendraient l'avaient beaucoup marquée tout au long de sa vie : « Souvent, elle croit que ses enfants sont en bas âge quand elle ne les voit pas. Elle croit que ses enfants sont perdus, comme elle pensait nous perdre à cette époque. » Dans le cas de cette femme, il est possible que la perception des enfants à la télévision réactive un vécu douloureux de cette époque de guerre.

Il peut exister d'autre part des phénomènes délirants plus complexes, prenant aussi leur origine dans les troubles de l'identification. Le délire dit de Capgras est parfois observé dans les formes débutantes de la maladie d'Alzheimer. Il s'agit d'un trouble spécifique de l'identification : le malade, face à un proche, le désigne comme étant un imposteur, un sosie, soutenant que cette personne familière n'est qu'un double remplaçant l'original.

Madame M.C. attend son fils

Madame M.C., âgée de 82 ans, a la maladie d'Alzheimer. Son fils vient lui rendre visite :
« Bonjour, Maman, comment vas-tu aujourd'hui ?
– Pourquoi est-ce que vous m'appelez Maman, monsieur ?
– Mais enfin, Maman, c'est moi, Gérard, ton fils, tu ne me reconnais pas ?
– Ah oui, vous lui ressemblez beaucoup mais je vois bien que c'est pas vous mon fils, ne me prenez pas pour une folle !
– Mais enfin, Maman, qu'est-ce qui t'arrive, c'est moi, Gérard...
– Ne me racontez pas d'histoires, je connais très bien mon fils, partez d'ici, monsieur, j'attends mon fils. »

Ce type de trouble se rencontre essentiellement à un stade débutant, parce qu'il nécessite la maîtrise de certains outils cognitifs élaborés permettant la possibilité de composer avec les concepts de sosie et d'imposteur. En effet, pour refuser d'identifier un proche tout en reconnaissant sa forme extérieure, il faut posséder la capacité de percevoir les ressemblances. Les fabulations qui consistent à mélanger souvenirs anciens et présents sont pour leur part directement liées aux troubles cognitifs.

64 Mon parent a des hallucinations. Que faire ? Rentrer dans son jeu ?

Les hallucinations se définissent comme des expériences sensorielles pouvant être visuelles, auditives ou tactiles en l'absence d'objet. Elles apparaissent généralement relativement tardivement dans l'évolution de la maladie.

Hallucination ou illusion ?

Les hallucinations sont bien distinctes des illusions. En effet, ces dernières sont la conséquence d'une erreur perceptive qui peut avoir deux origines :

- une agnosie visuelle, c'est-à-dire un trouble de la reconnaissance des objets du fait de lésions cérébrales : les yeux perçoivent l'objet mais le cerveau ne décode pas ou décode mal cette information ;
- des troubles visuels.

Il en va de même pour la sphère auditive.

Pour cela, il sera nécessaire, avant de conclure à l'existence d'hallucinations, de consulter un spécialiste qui appréciera le degré de troubles sensoriels (visuels ou auditifs).

La première démarche consiste à déterminer l'origine des hallucinations. Il est nécessaire pour cela de s'interroger sur le contexte de survenue :

– elles peuvent résulter de lésions cérébrales et dans ce cas, on tentera un traitement antipsychotique (Risperdal®) ;
– elles peuvent également surgir du fait des effets secondaires de certains médicaments ; il s'agira alors d'en discuter avec le médecin, afin de déterminer quelle en est la nature.

La seconde démarche consiste à évaluer le contenu de ces hallucinations et à déterminer si ces dernières sont vécues sur un mode douloureux par le malade :

– Si vous percevez qu'elles sont génératrices d'anxiété ou d'angoisse, la prise de médicaments sera recommandée. Par l'écoute de l'émotion qu'engendre l'hallucination, vous pourrez ainsi essayer de rassurer votre parent.
– Si le malade ne paraît pas affecté par l'émergence de ces hallucinations, il n'y a pas de raison d'intervenir. Vous pouvez l'écouter. N'essayez pas de faire comprendre à une personne malade d'Alzheimer que ses hallucinations sont fausses, vous irez souvent à l'échec. Pire, vous risquez de faire naître chez elle le sentiment d'être incomprise, d'être considérée comme perdant la tête, ce qui favorisera l'émergence d'une certaine agressivité ou anxiété.

Il ne s'agit pas pour autant d'adhérer à l'hallucination de votre parent. Si en effet, il est en train de décrire qu'un chien est présent dans sa chambre et que l'animal cherche à le mordre, il n'est pas question de répondre : « Ah oui, effectivement, je vois le chien dont tu parles, il a l'air méchant... » Vous ne pouvez pas non plus nier complètement sa réalité, car ce serait lui renvoyer que ce qu'il vit est faux, c'est-à-dire, au-delà, le nier en tant que personne. On le voit, ces situations sont difficiles, à la fois à vivre et à gérer. L'essentiel est d'essayer d'écouter le sentiment que véhicule l'hallucination pour agir ensuite. Il peut être tout à fait efficace :

– de proposer au malade une activité afin de le détourner de l'hallucination qui le fait souffrir,
– de proposer des médicaments si ces hallucinations sont trop angoissantes pour lui.

65 Comment agir face aux troubles du comportement ?

Face à un comportement anormal, la première démarche est celle de s'interroger, d'observer et d'analyser les paramètres de la situation. Vous tenterez de déceler la cause, la source du trouble du comportement et les impacts que ce dernier a sur le malade et sur vous-même :

– Si vous avez identifié les facteurs déclenchant et que ce comportement a des effets néfastes sur le sujet (par exemple vous ressentez que la personne est triste, anxieuse, angoissée...), vous avez un moyen d'agir. Interrogez-vous sur le moment et le contexte de la survenue du comportement anormal – par exemple quand vous recevez de la visite, plutôt à la tombée de la nuit, si quelque chose a changé dans son lieu de vie, etc. Pour prévenir les troubles, essayez de maintenir des routines et un environnement calme et rassurant.
– En revanche, si le comportement n'affecte personne (par exemple vous observez que le malade déambule sans cesse mais vous ne ressentez pas que ce comportement témoigne d'une anxiété particulière), vous pouvez laisser la personne agir, même si vous jugez son comportement inadapté.

Cette analyse du comportement n'est pas aisée et vous rencontrerez probablement des difficultés à réfléchir et à mettre en œuvre des stratégies. Ceci est tout à fait normal compte tenu du fait que :

– les troubles du comportement sont inattendus,

– leur sens, s'il y en a un, est souvent difficile à déterminer,
– les troubles confrontent l'entourage à une personne aimée qui a soudainement des attitudes étrangères à ce qu'elle était.

Les troubles du comportement dépassent parfois l'entendement du fait de leur incohérence apparente. Mais au-delà du sens, il s'agit de composer, de réfléchir et d'accepter la réalité d'un être pris dans des comportements dont le sens lui échappe peut-être également. Si la recherche du sens peut être importante pour apporter le plus possible de bien-être au malade et à l'entourage, il faudra aussi parfois savoir accepter que certains comportements dépassent la compréhension.

Plus généralement, la maladie d'Alzheimer est un apprentissage permanent, un effort d'adaptation sans cesse à réactualiser : ce qui fonctionne aujourd'hui ne fonctionnera peut-être plus demain. C'est donc dans l'interaction avec le malade que vous apprendrez à comprendre ce que vous pouvez aménager pour l'accompagner. Il sera nécessaire pour cela de faire preuve de créativité, de patience et de sens de l'observation.

Chapitre 5

Communiquer avec le malade

66 La personne souffrant de la maladie d'Alzheimer est-elle « retournée en enfance » ?

Il n'est pas rare, aujourd'hui encore, d'entendre du malade Alzheimer qu'il « retombe en enfance », qu'il « redevient comme un enfant ». C'est essentiellement la situation de dépendance grandissante du malade, du fait de son incapacité à réaliser les actes de la vie quotidienne (toilette, habillage, repas, etc.) qui se trouve à l'origine de cette considération. De plus, les troubles cognitifs et les troubles du comportement viennent renforcer ce point de vue. Or ce qui distingue dans une large mesure l'enfant de la personne âgée malade, c'est son passé : une personne âgée est avant tout un être d'histoire, alors que l'enfant a tout un avenir devant lui pour écrire sa vie. L'être âgé, face à l'échéance de la mort, se retrouve avec quantitativement moins de temps à vivre que de temps vécu. Cette histoire, qui a forgé son identité, est derrière lui ou, plutôt, inscrite en lui, bien que ses souvenirs se perdent progressivement avec la maladie.

Considérer le malade comme un enfant va entièrement modifier l'attitude que vous allez adopter. Si la dépendance physique du malade est réelle, elle ne suffit pas à faire de lui un enfant. Avoir le sentiment de devenir « parent de ce nouvel enfant » peut être lourd de conséquences : cela peut supposer un rapport d'autorité, voire de pouvoir de vous sur lui. De plus, vous risquez de devoir soudain occuper cette place (en tant qu'enfant, frère, sœur, conjoint) sans y avoir forcément été préparé psychiquement. Votre manière de penser la maladie, votre rôle et votre relation à votre parent seront déterminants à la fois pour sa prise en charge et pour votre ressenti.

Nous soulignerons que cette conception du malade « retombé en enfance », encore très présente malgré ses effets néfastes pour la personne, a une origine ancienne. En effet, pendant de très nombreuses années (probablement du fait de l'ignorance de cette pathologie), les troubles de la mémoire étaient appréhendés de façon indissociée, quelle que soit leur nature : on disait dans tous les cas que le sujet était devenu « sénile » et on le considérait comme un enfant. Ce détour par l'histoire est intéressant parce qu'il montre que l'amélioration de nos connaissances sur la pathologie a permis de faire évoluer notre façon de regarder et de prendre en charge ces troubles.

67 Pourquoi est-il utile de communiquer avec une personne souffrant de la maladie d'Alzheimer ?

Au-delà des chiffres donnés par les tests, au-delà de l'image du malade qui perd peu à peu ses capacités cognitives, il est nécessaire de ne pas laisser votre proche disparaître en tant que personne, pour n'être plus qu'un « dément » : il s'agit avant tout d'un homme, d'une femme.

La maladie bouleverse la personne dans sa vie familiale, sociale et psychique. Si elle n'est pas toujours consciente de ses troubles, elle peut néanmoins percevoir des modifications en elle ou chez les autres, qui lui renvoient parfois une image d'incompréhension. Lorsqu'il perd la notion du temps et de l'espace, le malade peut le vivre non comme une désorientation, mais comme le passage dans un univers qui progressivement n'a plus de sens. L'autre n'est plus pour lui un point de repère puisque son discours lui devient étranger. En effet, imaginons un instant que nous interrogions une personne sur le lieu où se trouve actuellement notre mère (en réalité décédée il y a plusieurs années) et que notre interlocuteur nous réponde : « Mais votre mère est morte depuis dix ans, ça fait trois fois que je vous le dis ! » Comment ne pas saisir l'insécurité et le sentiment d'incompréhension ressenti par ces malades, qui vivent au milieu de personnes dont le discours leur paraît absurde ?

Les chèques de Madame J.

Madame J., âgée de 78 ans, est hospitalisée et c'est sa fille qui, du fait de la tutelle mise en place pour sa mère, garde le carnet de chèques. Que se passe-t-il dans cette situation ? Il y a d'un côté une fille, dans ce cas très culpabilisée de garder un bien qu'elle ne considère pas comme sien et ayant inconsciemment le sentiment de dérober quelque chose à sa mère, et une femme (malade) qui réclame fréquemment son carnet de chèques en disant très justement : « Mais enfin, quand même, pourquoi est-ce ma fille qui garde mon carnet de chèques, je suis sa mère, j'ai travaillé toute ma vie et je ne vois pas pourquoi quelqu'un devrait garder mes affaires... »

On observe parallèlement l'incompréhension ressentie par la fille et celle de la mère pour qui l'univers perd peu à peu de son sens. Pour accompagner un malade, il est donc nécessaire de prendre conscience de l'existence de deux réalités, aussi valables l'une que l'autre. Il faudra avoir une certaine capacité à s'identifier à ce que ressent la personne, sans bien sûr se perdre dedans.

Si l'on connaît de mieux en mieux les signes objectifs de la maladie d'Alzheimer (ses symptômes), il demeure plus complexe de théoriser le vécu du malade. Il n'y a que lui qui puisse nous apprendre ce qu'il ressent, même s'il en a parfois lui-même une perception faussée. Or il peut avoir du mal à la fois à comprendre ce qu'il ressent et à l'exprimer. Par ailleurs notre compréhension de ce qu'il vit est rendue, suivant le degré d'évolution de la maladie, difficile du fait du fossé entre ce qu'il y aurait à dire et nos moyens de communication. Aussi, certains éléments, malgré toute notre bonne volonté, échapperont parfois à notre compréhension, tout comme notre discours lui échappera aussi sans doute parfois. Ces ressentis apparaîtront parfois de manière claire, mais parfois aussi nous devrons les interpréter. Le malade n'établira pas, la majeure partie du temps, de lien entre son déficit et la souffrance que ce dernier peut générer, sans doute parce que sa conscience des troubles est très variable.

Madame P. veut rentrer chez elle

Madame P., âgée de 84 ans, est hospitalisée dans une unité de soins de longue durée. Elle déambule sans cesse en demandant où est son sac, qui le lui a volé, où est son fils et pourquoi elle ne rentre pas chez elle maintenant.

Ces questions reflètent l'anxiété de la patiente, qui ne fait pas le lien avec la cause de cette anxiété, à savoir son trouble de mémoire, ainsi que sa non-conscience de ce trouble. Elle se met alors à errer, cherchant sans cesse ce qui lui manque. Aussi, si la maladie suscite de nombreux bouleversements chez les proches, il ne faut pas oublier qu'elle bouleverse également le rapport de la personne avec elle-même et avec le monde environnant.

« Je croyais que j'étais morte »

Madame A., âgée de 79 ans, atteinte de la maladie d'Alzheimer à un stade modéré, interpelle un jour la psychologue alors que cette dernière raccompagne une autre patiente. Les yeux braqués sur la psychologue, Madame A. lui dit une phrase magnifiquement représentative de la valeur essentielle du maintien de la relation : « Madame, j'étais seule, je croyais que j'étais morte. » Quand la psychologue l'a regardée et a mis sa main dans la sienne, elle lui a répondu : « En fait non, je suis vivante. »

Tous les malades ne s'exprimeront peut-être pas dans ces termes, mais le message est clair : il s'agit d'un cri d'appel à la relation, signifiant combien l'autre est nécessaire pour se sentir être, se sentir en vie. Nous avons besoin de la relation avec l'autre pour vivre ! Même s'il devient de plus en plus difficile de communiquer de manière adaptée, la personne malade ne perd pas pour autant ce désir d'échange. Il est donc essentiel de continuer à entretenir la relation, afin d'éviter le repli sur soi et l'isolement.

Il reste cependant très difficile de mesurer ce que votre proche saisit des messages que vous lui adressez. Pour autant :

– évitez de penser que « de toute façon il ne comprendra pas » ;
– bannissez les paroles susceptibles de le blesser ;
– évitez de parler en sa présence comme s'il n'était pas là.

Quand la raison semble s'éteindre, que le langage fait défaut, le malade n'en demeure pas moins une personne, expressive et vivante à sa manière ! Le fait de croire en ceci donne un sens à votre accompagnement, mais vous impose aussi un certain regard sur la valeur de la personne : son humanité ne se résume pas à la qualité de sa raison.

Votre relation avec une personne qui souffre de la maladie d'Alzheimer va évoluer avec sa pathologie. Ses repères (intérieurs et extérieurs) vont peu à peu se fragiliser, elle ne sera plus inscrite dans la même dimension spatio-temporelle que vous. Parallèlement, vos propres repères vont être à leur tour bouleversés, parce que la qualité relationnelle – du moins celle du langage – va décliner.

Lors de vos échanges, vous devrez vous posez une question de fond. Que recherchez-vous quand vous parlez à quelqu'un d'une manière générale, et plus spécifiquement quand vous communiquez avec votre parent : un échange adapté, une reconnaissance de votre investissement, un échange affectif, un intérêt pour ce qu'il vit, tout cela en même temps ? La maladie d'Alzheimer occulte la faculté d'être complètement dans l'échange, tel que nous l'entendons habituellement. Vos échanges par la parole se manifesteront par un décalage grandissant entre vos attentes et ce que votre proche pourra vous donner. Mais si vous envisagez la parole comme un message de vie, alors là, votre regard sera différent, les troubles du malade seront vécus sur un mode moins douloureux. Pensez à ce que cette parole peut aussi vous apporter à vous, mais d'une manière différente d'avant la maladie. La maladie d'Alzheimer vous impose un travail énorme de remise en question. Il vous faudra une certaine capacité à vous identifier au vécu de votre parent, en acceptant la coexistence de réalités qui s'éloignent : votre mode de relation à l'autre s'en trouvera entièrement remis en cause.

68 J'ai du mal à communiquer avec mon parent. Comment faire ?

Le langage est un élément essentiel de la communication, mais il existe d'autres modalités d'expression. La capacité à communiquer est intimement liée à la personnalité de chacun et à sa manière de s'y prendre pour rentrer en interaction avec l'autre : deux messages identiques formulés différemment (par le ton pris, le regard, la gestuelle...) auront un impact très différent sur l'interlocuteur. Rappelons de plus que les personnes malades, quel que soit leur état, demeurent très sensibles à la dimension affective et à la qualité du climat environnant. Aussi, il est inutile de recourir aux mots d'enfant ou aux phrases trop simplifiées, d'une part parce qu'il n'est pas du tout évident que vous vous fassiez mieux comprendre ainsi, d'autre part et surtout parce qu'il est essentiel de respecter votre parent dans sa dignité.

Quelques conseils pour établir un contact :

- Votre proche a perdu de ses capacités attentionnelles : réduisez les bruits qui pourraient le distraire (musique par exemple).
- Évitez de susciter son anxiété : épargnez-lui toute tension ou gestes brusques, parlez lentement et doucement ; s'il ne comprend pas votre message et que vous lui parlez fort, il risque de croire à un climat d'hostilité.
- Mettez vous à sa hauteur et privilégiez le regard accompagné d'un contact tactile (si la personne y est sensible).
- Appelez votre proche par son prénom (si vous n'êtes pas son enfant) ou par sa place dans la famille (« maman », « papa »), cela contribue à lui restituer son identité.
- Simplifiez le message et ne changez pas de sujet brutalement afin de ne pas renforcer l'incompréhension : la personne a, suivant l'évolution de la maladie, de plus en plus de difficultés à suivre si plusieurs thèmes sont évoqués simultanément (les troubles de la mémoire et de l'attention rendent difficiles le maintien en mémoire et le traitement de plusieurs informations). Organisez votre message en le fractionnant et en le simplifiant. Utilisez des phrases courtes et des mots simples, montrez des objets si nécessaire pour faciliter la compréhension de votre message.
- Si vous souhaitez connaître son avis, préférez des questions courtes et proposez des solutions qui lui permettront de répondre par oui ou par non.
- N'oubliez pas que le malade mettra peut-être du temps à décoder le message que vous lui adressez : respectez un délai entre le message, sa compréhension et sa réponse. De même, laissez-lui le temps de construire sa réponse. Si vous avez le sentiment d'avoir attendu assez longtemps, proposez des solutions afin d'éviter que l'anxiété ne monte.

- Quand la personne répond, évitez de l'interrompre, sous peine de lui faire perdre le fil de son idée.
- Ne faites pas semblant d'avoir compris si tel n'est pas le cas, cela nuirait à la qualité de votre relation. Il est préférable de le signaler à la personne et de lui manifester, afin de la rassurer, votre désir de la comprendre. Pour cela, essayez de reprendre les mots qu'elle a employés, cela pourra lui permettre de reformuler son message.
- Veillez au respect de la parole donnée. Ne profitez pas des troubles de la mémoire – parce que vous savez qu'il oubliera – pour ne pas tenir un engagement : si votre proche n'a pas oublié, il pourra peut-être être blessé sans que vous le sachiez (parce qu'il ne parviendra pas ou ne souhaitera pas l'exprimer).
- Utilisez la communication non verbale, plus longtemps préservée chez les personnes malades que le langage. Votre proche comprendra longtemps les signaux émis par votre corps : même s'il a perdu le sens des mots, il sentira la façon dont vous les dites. À un stade évolué de la maladie, n'hésitez pas à communiquer par gestes. Si vous souhaitez lui faire faire quelque chose, montrez-lui le geste à effectuer : il pourra plus facilement le réaliser sur imitation qu'à partir d'une consigne verbale. Quand l'imitation ne fonctionne plus, il est possible d'aider la personne, de favoriser une ébauche afin qu'elle puisse ensuite retrouver les automatismes acquis.

Quel que soit votre mode de communication, évitez de parler à votre proche comme à un enfant. Épargnez-lui les longues explications qui exigent des efforts d'attention et de concentration difficiles à fournir. Essayez enfin, d'une façon ou d'une autre, par les paroles ou les gestes, d'avoir une attitude rassurante.

69 La personne atteinte de la maladie d'Alzheimer ressent-elle de la souffrance ?

Les personnes touchées par la maladie d'Alzheimer souffrent-elles ? Et souffrent-elles de leur maladie ? De nombreuses familles se posent ces questions. Il n'y a pas de réponse uniforme, car le ressenti de chaque personne est différent. D'un point de vue neurologique, des études mettent en évidence un émoussement des affects. La question devient alors : « Est-ce que la maladie d'Alzheimer atteint la sphère des émotions ? »

Les malades, comme tout un chacun, ressentent des émotions, adaptées ou non à notre réalité, d'une intensité similaire ou non à celle d'un sujet non atteint. Certains pensent que les personnes malades sont heureuses « dans leur monde », mais cela dépend bien évidemment :

– du monde que la personne s'est « créé » à ce moment- là,
– de sa personnalité,
– de son vécu par rapport à la maladie,
– du degré d'évolution de la maladie.

Il est en réalité difficile de théoriser une maladie dont la caractéristique est d'être en perpétuel mouvement. Ne cherche-t-on pas ainsi à se rassurer, à éviter de se confronter à la souffrance de l'autre ? Peut-être cela nous évite-t-il de voir d'autres choses ? Il est probable que le ressenti de chaque patient variera en fonction de son histoire personnelle (dans ce qu'il en reste) et des situations.

Madame N. part en Côte d'Ivoire

Madame N., âgée de 80 ans, est au stade modéré de la maladie. Quand elle rencontre la psychologue, elle raconte qu'elle est heureuse parce que le lendemain, elle devra se rendre à la gare de l'Est pour prendre le train, puis ensuite l'avion qui la mènera dans un endroit qu'elle a affectionné tout au long de sa vie, la Côte d'Ivoire. Son émotion, son ressenti est alors corrélé à son histoire et à sa réalité personnelle actuelle. Ainsi, si elle n'exprime apparemment pas de ressenti vis-à-vis de ce que nous percevons de la réalité, elle en exprime un (elle est heureuse) par rapport à sa propre vision des choses (elle va aller en Côte d'Ivoire).

La question des émotions chez le patient est encore plus complexe que chez la personne non malade. Mais avant tout, elle est fondamentalement personnelle (cf. cependant question 70).

Le mari de l'une de nos patientes affirmait : « Mais non, de toute façon, ma femme ne peut pas souffrir puisqu'elle oublie tout. » Ce monsieur exprimait-il le déni d'une souffrance qui lui échappait ? Dans ce type de pathologie, où beaucoup de choses nous paraissent incompréhensibles, parce qu'indicibles par le malade, nous ne pouvons que spéculer :

– En nous identifiant au malade de façon massive : si on se trouvait à sa place, on se sentirait malheureux... un ressenti biaisé par nos facultés intactes et notre propre représentation de la maladie. Nous imaginons le vécu intérieur du malade en fonction de ce que nous percevons de son attitude extérieure.
– En nous dissociant du malade pour nous protéger : s'il ne parle plus, après tout c'est qu'il ne doit pas souffrir, ne pas avoir de ressenti...

Certaines familles pensent que si leur parent ne parle pas, c'est parce qu'il souffre en silence. Dans la réalité, nous ne maîtrisons pas franchement l'accès aux émotions du malade, surtout à un stade avancé : il ne va pas forcément les verbaliser à notre manière. Et peut-être avons-nous du mal à tolérer que des personnes soient dans une autre réalité, avec laquelle nous sommes obligés de composer ?

Le deuil de Madame J.

Madame J., âgée de 80 ans, est décrite par sa nièce comme « parfois triste à certains moments de la journée ». En effet, quand la psychologue rencontre Madame J., cette dernière est manifestement très triste et le verbalise comme tel : elle a perdu son mari récemment dans le service et apprend chaque jour, comme si c'était la première fois, la mort de son époux. La nièce sait le lui avoir dit souvent, mais sa tante, à chaque annonce, ne l'a entendu qu'une seule fois et revit la douleur d'apprendre la nouvelle.

Dans ce cas précis, il y a plusieurs façons de comprendre cet oubli : sans nier la réalité des troubles de la mémoire, on peut se demander si derrière l'oubli persistant d'une information douloureuse ne se dissimule pas un déni de la réalité. La frontière entre les deux est difficile à établir.

70 La personne atteinte de la maladie d'Alzheimer peut-elle encore ressentir des émotions ?

Décrite parfois sous le terme d'apathie (cf. question 56), on retrouve chez les malades Alzheimer une certaine indifférence ou une réduction des expressions affectives, avec une perte de la recherche de plaisir et de l'apragmatisme – c'est-à-dire une forme d'incapacité d'origine psychique à effectuer les actes de la vie quotidienne. On parle également d'un « émoussement affectif » : votre parent peut apparaître neutre affectivement, exprimant peu d'émotions.

Ce phénomène trouverait son origine dans l'atteinte d'une région spécifique du cerveau (nommée amygdale, cf. schéma question 37). À cet émoussement affectif s'associerait parfois, mais non systématiquement, ce que le neurologue C. Derouesne a appelé « l'incontinence émotionnelle » : des oscillations brutales de l'humeur qui vont donner lieu à des expressions fortes mais brèves de type euphorie, douleur dépressive, excitation ou désintérêt, irritabilité.

Par ailleurs, il est important de savoir que ce n'est pas parce qu'une personne ne verbalise pas ses émotions qu'elle n'en ressent pas.

71 La personne atteinte de la maladie d'Alzheimer est-elle consciente de ses troubles ?

On évoque souvent, pour parler des malades Alzheimer, leur « anosognosie », c'est-à-dire la non-conscience de leurs troubles. Il est nécessaire d'apporter un bémol à cette affirmation qui est plus ou moins valable en fonction du « stade » de la maladie.

Au tout début, le patient se rend compte qu'il a des pertes de mémoire, qu'il en parle ou non. Au moment du diagnostic, l'étendue des troubles de la mémoire est déjà nette puisque, hélas, le malade est en général atteint depuis bien longtemps. Ainsi, dans la pratique clinique, on observe souvent que plus la personne se plaint du fonctionnement de sa mémoire, moins elle a de risque d'être diagnostiquée Alzheimer. Il s'agira le plus souvent de troubles d'origine fonctionnelle, probablement à rattacher à l'état thymique de la personne (cf. question 38).

À un stade très avancé, on constate que le malade n'est plus en mesure d'évoquer spontanément un trouble de sa mémoire, parce qu'il oublie qu'il oublie. Il peut d'ailleurs lui arriver de répondre, quand la question lui est posée : « Ma mémoire va bien, je ne suis pas encore fou. » Cependant, lors des tests d'évaluation, qui le confrontent à la réalité, il n'est pas rare que le malade se mette à parler spontanément de ses troubles. Face à cette perception de l'échec, plusieurs attitudes apparaissent : refus de participation, sentiment de tristesse lié à un vécu de dévalorisation, conduites d'évitement (le patient évoquera sa fatigue ou mettra en avant des préoccupations diverses...).

Il est rare d'entendre des malades expliquer qu'ils sont atteints de la maladie d'Alzheimer. Au contraire, on rencontre couramment des personnes, lors des consultations mémoire, qui répondent : « ma mémoire va plutôt bien », « je n'en ai jamais eu beaucoup » ou alors « ça ne m'intéresse pas ». Les malades vivant en institution répondent le plus souvent que leur mémoire va plutôt bien, mais à certains moments de la journée (ou de la vie du malade), ils peuvent parler de leurs « trous de mémoire ».

Le carnet de Madame D.

Madame D., âgée de 84 ans, hospitalisée en soins de longue durée, est une ancienne secrétaire. Ayant, du fait de son exercice professionnel, écrit toute sa vie durant, elle garde toujours près d'elle un carnet dans lequel elle note ses pensées. Ce carnet est utilisé pour suppléer aux troubles de la mémoire : elle évoque d'ailleurs qu'elle note tout pour « avoir sa mémoire dans le cahier ». Quand elle rencontre la psychologue, elle lui fait partager ses pensées : « Ma vie est brisée, devenue trop compliquée, je voudrais me jeter dans la Seine mais je sais nager, je cherche un moyen de me suicider. Je ne sais plus mon âge mais il faudrait faire une soustraction et il me manque un élément. Je perds complètement la tête, ma vie est pleine de trous. »

Il est également possible que la conscience des troubles, tout comme leur survenue, soient fonction du moment.

Les vacances en Bretagne

La fille d'une patiente manifeste ainsi son étonnement : « Je ne comprends pas bien ce qui se passe. On m'a dit que la maladie d'Alzheimer, c'était l'oubli définitif de certains moments de la vie. Ce week-end, j'étais avec maman, elle m'a parlé des vacances en Bretagne alors qu'il y a quelques semaines, quand je lui en ai moi-même parlé, elle ne s'en souvenait pas. J'ai eu l'impression qu'elle avait retrouvé la mémoire. »

Parfois, le malade se rendra compte de ses difficultés, ce qui génèrera une certaine anxiété et un ressenti dépressif (à ce moment-là, il acceptera d'être aidé). À d'autres moments, il n'en aura pas conscience et l'aide proposée par l'entourage sera rejetée, n'ayant pas de sens pour lui. Du point de vue neurologique, l'anosognosie est la conséquence d'une atteinte frontale du cerveau.

72 Quelle valeur accorder aux paroles d'une personne souffrant de la maladie d'Alzheimer ?

Dans notre vie sociale, la communication verbale est notre principal moyen d'échange. Que se passe-t-il alors quand une personne perd ses capacités de langage ?

Chez les malades Alzheimer, pour des raisons neurologiques (cf. question 26), la sphère du langage est altérée. On observe d'abord le « manque du mot », pas encore trop invalidant (du moins pour l'interlocuteur), puis une détérioration de plus en plus massive du langage qui se pose progressivement en obstacle à l'échange. Parallèlement, la réduction des capacités de compréhension obscurcit la communication dans les deux sens. L'interlocuteur en arrive parfois à ne plus écouter ce que dit le malade, parce qu'il n'en comprend plus le sens : « il dit n'importe quoi, il n'est pas lucide, il n'a pas toute sa tête... », entend-on souvent.

Face à ces difficultés, de nombreuses personnes ont tendance à ne plus vouloir s'adresser au malade ni même l'écouter, à le mettre à l'écart. Il est alors nécessaire de réfléchir à la souffrance que peut ressentir le patient qui n'arrive plus à partager ce qu'il vit. En effet, certains se disent : « S'il ne comprend pas, pourquoi lui parler ? S'il ne sait pas ce qu'il dit, pourquoi l'écouter ? » Cette attitude revient en fait à nier le malade dans son identité. Elle atteint en général son paroxysme lorsque le malade « délire », quand il est « dans son monde ». En effet, entendre un malade chercher son père, alors que de toute évidence ce dernier est mort depuis de nombreuses années, n'a pas de sens pour les personnes de l'entourage. Mais notre réalité est-elle plus valable que celle du malade ? Pouvons-nous ignorer sa perception des choses sous prétexte que son sens nous échappe ?

Même si les paroles d'un patient nous paraissent dénuées de sens, il faut savoir les écouter, car elles ont du sens pour lui. Et quel que soit leur contenu, elles participent d'un échange essentiel pour lui comme pour nous.

Le grand amour de Madame L.

Madame L., âgée de 95 ans, dit avoir perdu son mari la veille, devoir se rendre à son enterrement et régler les papiers du décès (son mari est mort il y a 30 ans). Quelle personne n'aurait pas eu ces pensées si elle venait de perdre son conjoint ? Ses enfants, usés par cette demande incessante de se rendre à l'enterrement, se perdent en explications diverses, en commençant par la réalité : « mais non, maman, c'est pas possible, papa est mort depuis longtemps », puis la réassurance, « ne t'inquiète pas, on s'en occupe », avant de passer au mensonge, « on t'y conduira tout à l'heure, après le déjeuner ». En fait, aucune de ces interventions n'a de prise sur cette femme – et comment ne pas le comprendre si l'on se

met à sa place ? Si vous croyez que votre mari vient de mourir, vous ne comprendrez pas pourquoi quelqu'un vous répond : « Mais non, il est décédé il y a plusieurs années. »
D'un autre côté, que répondre aux proches qui ont tout tenté sans succès pour rassurer la malade ? Certains se lassent et fuient les demandes de Madame L., faisant semblant de ne pas les entendre, d'autres s'énervent, d'autres enfin s'indignent de ne pas pouvoir agir.

Il n'y a peut-être pas de bonne réponse, mais ce qui est sûr, c'est que chacun doit admettre de partager un espace où la parole n'a pas le même sens pour tous, où plusieurs réalités personnelles cohabitent, chacun étant convaincu que la sienne est la vraie. En tant que proche d'un patient, vous pourrez ressentir de l'impuissance et de la frustration qui s'exprimeront sous des formes diverses : agacement, tristesse, mensonge, compassion, fuite, évitement, anxiété...

Dans le cas de Madame L., une rencontre avec la psychologue fut organisée à la demande de l'équipe et de la famille, d'une part parce que la demande devenait trop lourde à gérer, d'autre part à cause de la souffrance de la patiente générée par l'idée d'avoir perdu son mari la veille. Il était important d'écouter ce que cette femme souhaitait verbaliser de sa relation avec cet homme. Pour elle, il s'agissait d'un travail de deuil, au même titre que toute personne ayant perdu un être cher depuis peu. Madame L. évoqua spontanément son histoire de vie avec son mari, qu'elle avait beaucoup aimé et qui l'avait rendue très heureuse. Elle a pu ainsi se réinscrire dans une partie de son histoire. Après ce temps de parole, Madame L. n'a plus émis le souhait d'aller à l'enterrement parce qu'elle s'est souvenue, après en avoir parlé longuement, que son mari était décédé depuis beaucoup plus longtemps qu'elle ne l'avait dit.

En pratique, il est rare que cela se passe aussi « simplement », mais ce cas permet de comprendre que derrière une parole apparemment dénuée de sens, il peut y avoir une autre demande – ici, celle de parler de la relation que cette femme avait eue avec son mari décédé.

73 La perte de mémoire a-t-elle une influence sur la personnalité ?

Il nous paraît essentiel d'aborder cet aspect parce qu'il met en exergue la difficulté de vivre une maladie d'Alzheimer.

Nous sommes des êtres d'histoire : de notre naissance à notre mort, nous construisons des souvenirs, enrichissons notre mémoire d'événements, heureux ou douloureux. Cette histoire composée de souvenirs conscients ou inconscients constitue notre identité. Ainsi, nous sommes des êtres en mouvement perpétuel. La mémoire nous permet de relier entre eux les éléments de notre vie, en leur donnant un début, un déroulement, des repères et un certain sens. Elle nous apporte la sécurité d'avoir une identité : nous « sommes » parce que nous nous souvenons. Ces souvenirs nous permettent de définir et d'asseoir notre personnalité, mais si nous souffrons de la maladie d'Alzheimer, ils vont se mettre à vaciller. Notre vie sera désormais en pointillés, emplie de trous. Notre identité va se détériorer, du fait de notre incapacité croissante à saisir ces souvenirs qui nous constituent.

La maladie d'Alzheimer peut être définie sur le plan psychique comme une perte progressive de l'identité : elle fait perdre au malade son lien au social, les instruments qui lui permettent d'être en relation et même les outils nécessaires pour se reconnaître lui-même. En effet, ce qu'il a de plus intime, à savoir son histoire personnelle, ne lui appartient plus, ou du moins lui appartient de manière de plus en plus fragmentée. Comment dans ces conditions peut-il saisir sa propre identité ?

Le puzzle de Madame C.

Madame C. faisait une analogie magnifique entre ce qu'elle vivait et un puzzle. Elle disait que sa vie se « dépuzzlait », que la consistance qu'elle avait eue – c'est-à-dire son identité – perdait ses pièces jour après jour. Elle s'interrogeait à la fois avec humour et tristesse sur la pièce qui manquerait le lendemain : « Et les pièces disparaîtront une à une, mon âme avec, il ne restera que mon enveloppe corporelle. »

Au fur et à mesure, les difficultés de langage et les troubles de la mémoire de Madame C. l'empêchaient de verbaliser son ressenti, réduisant son élan et sa capacité à parler. Cette dernière avait un discours de plus en plus limité et racontait de moins en moins de choses, probablement en partie par peur de montrer ses troubles. Elle racontait souvent les mêmes histoires, s'y attachant fermement parce qu'elle sentait que ces fragments d'histoire la rattachaient à la vie et à son identité en perte... mais aussi parce qu'elle ne parvenait plus à en retrouver d'autres.

La psychologue entreprit de réinsérer Madame C. dans son histoire. Lors des entretiens, elle évoquait ce que Madame C. avait pu dire les semaines précédentes. Cette dernière s'étonnait d'avoir pu verbaliser cela et se redécouvrait au fur et à mesure, comme quelqu'un qui va à la rencontre de son propre être. La réattribution de son histoire était très éphémère – quelques minutes – mais pendant un temps bref, elle pouvait revivre son passé avant de quitter le bureau avec une partie du livre de sa vie.

Ainsi, lorsque les malades Alzheimer se mettent à poser sans cesse les mêmes questions, il est possible que ce comportement cache une autre demande : « Rappelle-moi qui je suis. » Réinsérer l'autre dans son histoire, c'est aussi le réintroduire dans le social, lui redonner une place au milieu des autres. C'est cette dimension que nous tentons de développer dans notre travail de psychologue et que, en tant que proche, vous pouvez solliciter.

74 Pourquoi mon parent ne peut-il plus à réaliser des gestes qu'il a faits mille fois auparavant ? Comment puis-je l'aider ?

La difficulté à réaliser des gestes de la vie quotidienne peut avoir diverses origines. Il est donc important de vérifier d'abord si elle ne résulte pas par exemple :

- de troubles sensoriels (trouble visuel, auditif, etc.),
- de troubles moteurs (dans le cas où votre parent aurait des troubles de la marche, de l'arthrose, etc.),
- du contexte thymique, c'est-à-dire de l'humeur de votre parent, de ce qu'il ressent (tristesse, état dépressif, anxiété, etc.),
- d'un traitement médicamenteux (auquel cas il faudra en parler avec le médecin).

La maladie d'Alzheimer modifie la capacité à réaliser des gestes quotidiens (cf. question 27). Ces changements surviennent de manière insidieuse, ne touchant pas tous les secteurs en même temps, mais ils vont en s'amplifiant. Suivant la sévérité de la pathologie, les capacités du malade seront donc très différentes. Chaque secteur de la vie quotidienne (de l'alimentation simple à la capacité à prendre un rendez-vous ou à gérer ses finances) sollicite des aptitudes cognitives différentes, qui ne renvoient pas aux mêmes régions du cerveau. Certaines seront donc préservées un certain temps alors que d'autres seront déjà atteintes.

Pour mesurer ces aptitudes, des grilles ont été établies afin de placer le sujet sur une « échelle de dépendance », un outil très utilisé en milieu institutionnel. Parmi elles on trouve la grille AGGIR (Autonomie, Gérontologie, Groupe Iso-Ressource, cf. question 90 et annexe 5), dont vous entendrez probablement parler. Il existe également des « échelles d'autonomie », dont la plus utilisée en pratique clinique est l'IADL *(Instrumental Activities of*

Daily Living), qui mesure les aptitudes correspondant aux activités de la vie quotidienne, notamment :
– se servir du téléphone,
– gérer son budget,
– faire ses courses,
– prendre ses médicaments de manière adéquate,
– utiliser les transports,
– etc. (cf. annexe 4).

Chez la personne non diagnostiquée, ces atteintes – associées aux troubles de la mémoire, du langage, etc. – sont les signes d'une évolution vers une maladie d'Alzheimer.

Afin de mieux mesurer les difficultés réelles que peut rencontrer le patient (et non simplement les difficultés qu'il perçoit lui-même ou verbalise), il est nécessaire que des membres de l'entourage soient présents pendant la consultation.

Maintenir le plus possible d'autonomie

Lors de l'accompagnement, il est toujours nécessaire de faire en sorte que la personne puisse garder son autonomie le plus longtemps possible. Aussi :

- Évitez de faire les choses à sa place (sauf si, bien sûr, votre parent n'en est absolument plus capable) afin de préserver ses capacités restantes, de même que son estime de lui-même s'il est conscient de ses difficultés. Vous essaierez davantage de l'accompagner dans ses gestes plutôt que les réaliser à sa place.
- Pour guider ou aider votre parent de la manière la plus adéquate possible, pensez toujours à ses habitudes antérieures (le type de vêtement qu'il aimait porter, comment il s'organisait pour faire sa toilette, vers quelle heure il mangeait, etc.) afin de ne pas le déstabiliser. Cela permettra également d'instaurer une continuité entre son vécu avant la maladie et le temps présent.
- Essayez autant que possible de mettre en place des routines : elles sont à la fois rassurantes et sources de repères pour le malade.
- Privilégiez la parole et l'échange quand vous l'aidez, cela sera plus rassurant pour lui. Si votre parent ne comprend plus les paroles que vous lui adressez, entrez en relation par la communication

non verbale (le toucher, le regard, des gestes que vous pouvez lui montrer pour qu'il les reproduise, etc.).
- Certains automatismes restent longtemps opérants, c'est pourquoi vous pouvez, quand vous souhaitez la participation de votre parent à des activités de la vie quotidienne, présenter la situation sous forme d'étapes : s'il n'est pas en mesure de réaliser d'emblée une activité devenue trop complexe, il sera peut-être capable de l'effectuer en plusieurs fois. Par exemple, pour la toilette, demandez-lui de se brosser les dents, puis de se laver le haut du corps, etc., au lieu de lui proposer de « faire sa toilette ». De même, pour mettre le couvert, demandez-lui s'il peut prendre des assiettes dans le placard, puis les disposer sur la table, etc. Cette technique facilite la compréhension du message et la réalisation de l'action, tandis qu'elle limite parallèlement la dispersion de l'attention (qui pourrait être à l'origine de l'oubli de votre demande).
- Ne perdez pas de vue le fait que si votre parent peut mettre du temps à réaliser une activité, à la fin, il parvient assez bien au but. Il est donc nécessaire de respecter son rythme, sous peine d'accentuer sa dépendance.

75 Pourquoi ma mère, que j'aime et qui m'aime, ne me reconnaît-elle plus ?

La maladie d'Alzheimer comporte un certain nombre de manifestations qui détériorent les capacités d'échange. En ce sens, elle impose un travail de distanciation par rapport à cette remise en cause de notre relation avec l'autre. Les facultés de reconnaissance du patient sont altérées par l'atteinte organique. Il faut savoir que ces facultés sont sans rapport avec les sentiments qui vous lient à votre parent. Si ce dernier atteint un stade où il ne vous reconnaît plus, il est probable qu'à ce moment, lui-même ne se reconnaît plus dans un miroir.

Pour ne pas sombrer dans la culpabilité et l'incompréhension, il vous sera nécessaire de faire la distinction entre la part du sentiment et celle de la maladie. Ce sera aussi le moyen d'éviter le sentiment de rejet que vous pourriez ressentir face à votre parent, quand ce dernier ne peut plus communiquer avec vous de la même manière qu'auparavant, voire ne vous reconnaît plus. En effet, si votre mère par exemple pense ne vous avoir « jamais vu », vous qui êtes son enfant, vous pouvez ressentir une souffrance importante, avoir le sentiment que cette non-reconnaissance de votre enveloppe physique s'accompagne d'une non-reconnaissance de votre personne. Pour faire en partie le deuil de la relation avec votre parent (il ne s'agit pas d'y renoncer mais de renoncer à ses modalités anciennes), il est nécessaire de ne pas amalgamer ce qui relève du sentiment (l'amour qui vous lie) et ce qui relève de la maladie (les atteintes du cerveau).

Une fille bouleversée

La fille de Madame S. lui rend visite trois fois par semaine à sa maison de retraite. Un jour, elle arrive et dit : « Bonjour Maman, comment vas-tu aujourd'hui ? » Madame S. la regarde avec étonnement et lui dit : « Qui êtes-vous ? » Quand elle est reçue en consultation par la psychologue, la fille de Madame S. évoque la « déchirure » qu'elle a ressentie quand sa mère ne l'a pas reconnue : « J'étais au courant que cela arrivait dans cette maladie, mais j'ai été bouleversée quand ma mère ne m'a pas reconnue. »

Chapitre 6

Prendre soin au quotidien

76 Mon parent semble désorienté dans le temps et dans l'espace. Comment l'aider ?

Les désorientations dans le temps et dans l'espace sont une résultante de l'atteinte de la mémoire. Ce sont des facteurs importants d'isolement social du malade qui, de plus, majorent son état de dépendance en nécessitant une surveillance accrue.

Il sera donc important d'essayer d'installer des repères externes, alors que les repères internes vacillent.

De manière générale :

– Essayez toujours d'adopter une attitude respectueuse de la personne, même si elle pense être au mois de janvier alors que nous sommes au mois de juillet. Si votre parent vous dit qu'on est en été alors qu'il neige dehors, cela témoigne à la fois d'un trouble de la mémoire et d'un trouble du jugement. Si vous en riez, même s'il s'agit de votre part d'une réaction de défense, parce qu'il est douloureux de voir un proche désorienté, votre parent pourra le vivre comme une humiliation ou une marque d'incompréhension.
– Il n'est pas utile de poser sans cesse des questions à votre parent pour savoir comment il se situe dans le temps et l'espace, car ceci pourrait être générateur d'anxiété.

– Essayez d'évoquer de façon naturelle les jours, dates, etc. dans la conversation pour que votre parent puisse se les approprier, même si cela ne dure que peu de temps.

Établir des repères temporels :

– Ayez en permanence à l'esprit que ce qui est évident pour vous ne l'est pas pour votre parent. La date, le jour, l'heure, le mois, la saison, voire l'année sont des données dans lesquelles vous êtes inscrit de manière adaptée, mais votre parent, sans cesse en perte de repère, ne les perçoit pas (et de moins en moins) de façon aussi évidente. Si dans un premier temps, il ne se souvient pas du jour de la semaine, il arrivera un moment où même l'année lui échappera.
– Transmettez régulièrement à votre parent des informations sur lesquelles il pourra s'appuyer pour se situer dans le temps, aux différents moments de la journée, comme la douche du matin, le déjeuner, les informations télévisées, le dîner, le thé (si cela représente quelque chose pour lui), le soleil, la nuit, le moment où vous allez vous coucher, votre départ au travail, votre retour, etc. Vous pouvez dire par exemple : « Il est bientôt midi, nous allons préparer le déjeuner. » Vous pouvez faire de même avec les mois et les saisons (en parlant le matin des vêtements à mettre compte tenu de la saison), en prenant appui sur les fêtes (le sapin de Noël au mois de décembre) ou en orientant certaines de vos discussions sur ce que votre parent aimait faire au mois de juillet, ce que représente pour lui le printemps, etc.
– Procurez-vous une horloge à gros chiffres placée à sa hauteur.
– Installez bien en vue un calendrier écrit en gros caractères, en évitant ceux comportant sur chacune

des deux faces six mois de l'année, pour choisir plutôt ceux qui indiquent directement le jour, la date, le mois et l'année.

- Si votre parent parle au présent d'événements survenus dans le passé, ne tentez pas directement de le corriger, vous susciteriez un sentiment d'incompréhension. Reprenez ses propos en les conjuguant au passé et observez s'il peut alors se les réapproprier dans cette dimension de temps. Cette « technique » permettra de réorienter votre parent dans le temps tout en respectant ses propos, par une attitude qui ne soit pas inquiétante pour lui.

Madame G. dans son univers

Madame G. est hospitalisée dans une unité de soins de longue durée. Elle cherche son mari décédé il y a 25 ans et sollicite beaucoup les soignants. Ces derniers ont le choix entre deux options :

- dire la vérité (du moins leur vérité) à cette femme pour mettre fin à sa demande : « Mais enfin, vous savez bien, il est mort, ça fait 20 ans ! » ;
- proférer un mensonge rassurant : « Ne vous inquiétez pas, il va bientôt venir vous voir. »

La première solution fait émerger notre réalité dans un « univers Alzheimer » où elle n'a pas de sens. La plupart du temps, cette stratégie n'est pas très efficace, suscitant brutalement des pleurs ou des réactions d'agressivité, puisque la malade ne se souvient pas de cette réalité. Il est donc illusoire de croire ainsi lui clarifier les idées et l'empêcher de réitérer sa question.

La seconde possibilité (le mensonge), sous le couvert de la volonté de rassurer la malade, consiste à ruser et à profiter des troubles de sa mémoire en espérant que, le temps passant, elle aura oublié sa demande. Cette stratégie est efficace à court terme malgré le problème éthique qu'elle pose.

Pour être honnête éthiquement (mais pas systématiquement efficace), il faudrait prendre le temps d'écouter le ressenti de la malade, qui exprime un manque dont elle a besoin de parler. C'est une manière de reconnaître la valeur de son discours, qui ne repose pas sur son adéquation à la réalité mais sur le sens qu'il véhicule par rapport au vécu de la personne et à ses sentiments.

À un stade avancé, il devient impossible de « réorienter » le malade.

Relativement aux repères spatiaux :

Il faut tout d'abord isoler deux éléments bien distincts de désorientation spatiale :

1) le fait d'être orienté dans un lieu, c'est-à-dire de savoir où l'on se trouve,

2) le fait de s'orienter dans l'espace, c'est-à-dire d'être capable de se déplacer dans un endroit : une personne peut donc tout à fait ne pas savoir dans quel lieu elle se trouve mais être en mesure de se déplacer dans cet espace.

Afin de mettre en place des repères dans l'espace de vie, il sera nécessaire d'aménager votre domicile :

– Sur chacune des portes, vous pouvez attacher une image, un objet symbolisant la pièce en question afin de rendre plus aisée l'identification des lieux.
– Veillez à écarter les éléments susceptibles d'être source de confusion. Assurez-vous pour cela que les repères mis en place sont accessibles visuellement et intellectuellement à votre parent et si possible choisis par lui. Par exemple, sur la porte de la salle de bain, vous pouvez mettre une baignoire, sur la porte de la chambre, un lit, sur la porte de la cuisine un ustensile de cuisine ou quelque chose ayant trait au repas.
– Prenez soin de nommer, au cours de certaines conversations, la pièce où vous vous rendez ou celle dans laquelle vous vous situez. Faites de même au cours de vos sorties avec votre parent.

– Pensez toujours que vous devenez ses repères : c'est donc votre parole qui sera porteuse de ces repères. En ce sens, elle prend une valeur importante.

77 Mon parent souhaite conduire sa voiture. Est-ce dangereux ?

Il n'est pas rare de rencontrer des personnes qui ont eu des accidents de voiture avant que le diagnostic de maladie d'Alzheimer ait été posé. Dans les premiers stades de la maladie, les automatismes sont préservés, mais si la personne est confrontée à une situation imprévue exigeant une prise de décision rapide, des difficultés vont se poser : par exemple, en présence d'un enfant qui surgit sur la route derrière son ballon. Le médecin traitant se trouvera face à un dilemme. Le respect du secret médical lui interdit de dévoiler l'affection du patient et empêche donc toute démarche officielle auprès de la préfecture. Mais le malade est dangereux pour lui-même et pour les autres : c'est le protéger que de lui interdire la conduite automobile. Il faudra donc négocier avec le patient, ce qui est en pratique très difficile.

Madame J. et la conduite

Madame J., ancienne proviseur de lycée, présente une maladie d'Alzheimer modérée sous traitement adapté. Cette femme prenait tous les midis sa voiture pour se rendre dans un restaurant, toujours le même, où elle déjeunait. Lors de chacune des consultations, sa fille évoquait son inquiétude quotidienne devant le refus de sa mère d'arrêter de conduire. La patiente avait un caractère fort et très décidé, et avec elle la négociation ne fut pas possible.

Que peut-on faire dans cette situation ?

- Une première piste consiste à ce que le médecin tente de dissuader son patient de conduire son véhicule automobile, donc à renoncer à un outil important de liaison sociale. Il sera alors fondamental de mesurer le risque de mise en dépendance et d'isolement qui va en découler pour le patient.
- La deuxième piste est que les proches persuadent leur parent d'arrêter de conduire.
- Une troisième voie pourrait consister à déclarer aux autorités administratives ou judiciaires (par exemple le juge des tutelles) le danger que peut présenter pour cette personne la conduite de son véhicule. Cependant, le secret médical peut s'opposer à une telle éventualité. En effet, si les déclarations médicales sont obligatoires dans des cas de maladies professionnelles ou d'alcoolisme, en ce qui concerne les démences (voir ce terme question 2) aucun texte n'est prévu au moment où nous écrivons ces lignes. Des projets législatifs évoquent des limitations liées à l'état de santé du patient, en particulier au-delà de 75 ans, mais rien n'a été voté à ce jour.

La levée du secret médical se fait dans des conditions très strictes, qui ne concernent pas les démences, mêmes connues par des tiers. En effet, le principe du secret médical est d'assurer à tout individu et en toutes circonstances des soins appropriés à son état, dans le respect de sa dignité, de sa vie privée et du secret des informations la concernant. La loi du 4 mars 2002 dite loi Kouchner, relative aux droits des malades et à la qualité du système de santé, présente le secret médical comme un droit du patient plus que comme un devoir du médecin ou des professionnels de santé (article L 1110-4 du Code de la santé publique).

78 Comment aider mon parent lors de ses repas ?

- Veillez à installer des habitudes régulières : horaires des repas, rituels, place à table, temps suffisant, aliments appréciés permettent longtemps de rester en partie « comme avant ».
- En mangeant en même temps que votre parent, vous favorisez la dimension symbolique de partage du repas. Votre présence aidera également votre parent en lui permettant d'imiter vos gestes.
- Faites que les repas ne soient pas des moments de tension, d'énervement et d'opposition.
- Évitez les bruits et les ustensiles inutiles, sources de distraction ou d'inquiétude.
- Présentez les plats un par un.
- Vérifiez leur température.
- Veillez à proposer des aliments dans une consistance adaptée à l'état de votre parent, et ce dans les deux sens : afin de préserver son autonomie, vous éviterez ainsi le haché et le mouliné s'il est en mesure de mastiquer correctement les aliments.
- Évitez également, « pour aller plus vite », de couper les aliments à sa place si votre parent réussit toujours (même lentement) à utiliser son couteau et sa fourchette. Plus tard, cette capacité va progressivement se perdre et vous observerez qu'il n'utilisera plus les couverts de manière adaptée. Il faudra alors accepter que les règles d'utilisation et les normes ne soient plus respectées, votre parent ne sachant plus ni pourquoi ni comment utiliser l'objet (il ne fera plus le lien entre l'ustensile et l'aliment).

79 Comment aider mon parent à s'habiller ?

Vous devrez trouver un juste équilibre entre ce que votre parent peut continuer à faire seul (avec une présence légère de votre part), une aide occasionnelle ou une prise en charge quotidienne (cf. question 102). Le principe du respect de l'autonomie incite à laisser votre parent en faire le plus possible. Il est préférable d'éviter que l'habillage ne devienne une situation de conflit, de refus ou d'opposition. Si les difficultés deviennent plus grandes dans la suite de l'évolution, l'acceptation d'une aide par un soignant à domicile est souvent la bienvenue (cf. question 103).

L'habillement de votre parent revêt un certain sens à la fois pour vous et pour lui, en fonction de son histoire personnelle et de son contexte familial et social :

- Choisissez les vêtements avec votre parent lorsque son choix personnel est devenu aléatoire.
- Tenez compte de ses goûts actuels ou antérieurs, de la même façon que pour sa coiffure ou les soins de son visage. La plupart de ceux qui accompagnent un proche ou un parent souffrant de la maladie d'Alzheimer sont très sensibles à cette apparence extérieure : elle contribue à leur acceptation d'une situation qu'ils vivent déjà avec difficulté.

Activité routinière pour vous, l'habillage devient, à un moment donné de l'évolution de la pathologie, une opération complexe :

- Pensez que « s'habiller » relève d'étapes et présentez la chose comme telle. Si vous proposez à votre parent de « s'habiller », il ne sera peut-être pas en mesure de le faire seul car les étapes à réaliser dans un ordre particulier nécessitent la capacité de planifier une action. Mais vous pouvez lui proposer au début de choisir ses vêtements (en l'aidant à les adapter en fonction de la saison, du temps qu'il fait, chose difficile pour une personne désorientée dans le temps), puis de se déshabiller, d'enfiler le soutien-gorge, puis la robe, etc.

- Concernant le choix des vêtements, veillez à retirer les vêtements non adaptés à la saison, vous contribuerez ainsi à réorienter votre parent (au moins quant à la saison) et à lui éviter le sentiment d'échec s'il sent qu'il n'a pas fait le bon choix.
- Veillez à placer les vêtements toujours de la même manière afin que votre parent y trouve des repères.
- Si votre parent peut ensuite les mettre seul, laissez-lui le temps suffisant en veillant à l'ordre choisi.
- Évitez les décorations présentes sur les vêtements, qui pourraient être interprétées de manière erronée (fausses poches par exemple, broches pouvant effrayer, etc.) et devenir une source de questionnements et de recherches inutiles.
- Veillez également au bon état des vêtements.

Le bouton manquant

Madame C. est hospitalisée dans une unité de soins de longue durée. Un matin, elle paraît très préoccupée et interpelle la psychologue en disant : « Oh la la, ça va pas bien du tout, je sais plus où j'en suis, ce que je fais là, j'ai rien pu manger, regardez, il manque un bouton. » Elle est visiblement inquiète de la disparition de ce bouton. La psychologue essaie de comprendre avec elle ce que représente cette absence de bouton. Lors d'un entretien, loin des regards des autres patients, Madame C. raconte que son inquiétude est due au caractère manquant du bouton qu'elle a du mal à s'expliquer mais surtout au fait que l'absence de ce bouton pourrait la faire accuser de l'avoir volé. Nous rappelons que, dans cette institution, les vêtements portés par cette femme ne lui appartiennent pas et que ces mêmes vêtements habilleront d'autres patientes dans les jours à venir. L'absence de ce bouton a donc pris un caractère anxiogène du fait des conséquences qu'elle a supposées (être tenue responsable de sa perte ou de son vol). La rassurer en l'écoutant puis en lui expliquant a permis que l'inquiétude s'apaise.

80 Comment aider mon parent pour sa toilette ?

Le déroulement de la toilette est étroitement lié au degré de dépendance de la personne (cf. question 90). L'aide sera donc différente au fur et à mesure de l'évolution de la maladie.

Nous pouvons quand même vous proposer quelques conseils élémentaires :

- Ne laissez jamais votre parent seul dans la salle de bain, surtout s'il prend un bain.
- Pensez que la toilette, *a priori* une activité courante et simple à réaliser, n'est pas nécessairement aisée pour votre parent, pour plusieurs raisons. D'abord parce qu'elle constitue un enchaînement de gestes, nécessitant une action organisée selon plusieurs étapes, dans un ordre chronologique. Ensuite parce qu'elle fait appel à des capacités gestuelles qui seront atteintes en cours d'évolution de la maladie.
- Pensez à la dimension symbolique de la toilette : depuis la naissance et durant toute la vie, cet acte met en jeu une partie intime de l'être. Il s'agit d'une interaction avec son propre corps, mais aussi d'une relation avec le corps de l'autre dans les premiers temps de la vie.
- Si vous sentez que le miroir peut être générateur d'anxiété, couvrez-le ou retirez-le au moment de la toilette. En effet, l'image du corps malade est toujours problématique, aussi il vous faudra être attentif à ce que le miroir renvoie à votre parent de sa propre image. Il est possible que ce dernier, ne se reconnaissant plus dans une glace, pense que l'image est une

autre personne, présence qu'il peut vivre comme angoissante.

– Pensez à ce que représentait son corps pour votre parent quand il pouvait en parler. Pensez à sa vie, à sa manière d'investir ce corps, penchez-vous également sur la relation que ce parent avait avec vous. L'aide à la toilette représente pour vous un réel travail psychique puisque c'est souvent votre parent qui a, dans les premiers temps de votre vie, assuré vos soins : ces moments étaient probablement des instants privilégiés dans votre relation.
– Il vous faudra un temps de réflexion avant d'accepter ce qui pourrait être vécu comme une inversion de la relation parent-enfant. Si vous souhaitez aider votre parent lors de sa toilette, vous allez prendre, en quelque sorte, le rôle qu'il remplissait vis-à-vis de vous. Être confronté à un corps âgé n'est déjà pas toujours simple, mais cela peut se complexifier quand ce corps est celui d'un parent. Votre réflexion sera nourrie par le type de relation que vous entreteniez avec ce parent. Il est possible que quelque chose de ce qui a pu se passer lors des interactions entre vous et votre parent se rejoue dans cette nouvelle distribution des rôles. Le travail psychique sera aussi bien différent selon votre identité sexuelle et celle de votre parent : si vous êtes une femme et que vous accompagnez votre père, cela aura un autre sens que si vous aidiez votre mère ; si vous êtes le conjoint de la personne malade, votre relation va également être modifiée (cf. question 92).
– Malade ou pas, toute personne a le droit au respect de son intimité. Cela est vrai même si votre parent adopte certains comportements laissant à penser que les barrières de l'intimité sont fragiles (comportements masturbatoires, comportement d'urination sans gêne en présence d'autres personnes, etc.).

Veillez donc à ce que votre parent se sente toujours respecté dans son intimité (en fermant la porte quand vous êtes avec lui par exemple, en ayant un discours et des gestes qui montrent davantage votre désir de l'aider plutôt que celui de pointer des incapacités ou du dégoût dans le cas où votre parent serait incontinent).

Avant d'entreprendre la toilette :

- Veillez à ce que votre parent n'ait pas envie d'uriner, afin d'éviter que cela ne vienne perturber la toilette par la suite.
- Si les mots ne sont plus compris, amenez-le devant la douche ou la baignoire afin de lui faire voir ce que vous envisagez d'entreprendre avec lui. Vous constaterez, si les mots sont compris, qu'il n'est pas pertinent de l'informer de son activité trop longtemps à l'avance puisque cette information risque très fortement d'être oubliée.
- Pensez à lui présenter cette activité de la manière la plus positive possible, afin que ce soit un moment agréable à la fois pour votre parent et vous.
- Vérifiez les températures de la pièce et de l'eau, en sollicitant son avis, en prenant cet avis en considération et en n'omettant pas que votre parent est aussi une personne âgée, donc souvent plus sensible au froid.
- Une fois la toilette commencée, veillez à ne lui présenter qu'un objet à la fois de manière à ne pas disperser son attention.
- Par mesure de sécurité, tenez éloignés de lui toutes les bouteilles, savons et autres accessoires pouvant présenter un risque.
- Veillez, si vous envisagez le bain, à aménager l'environnement de la salle de bain en plaçant dans la baignoire à la fois un tapis de sol antidérapant et une

barre d'appui, voire une chaise non glissante. Un autre tapis de sol antidérapant sera installé à la sortie de la baignoire.
– Aidez votre parent en mesurant toujours ses capacités restantes et en les stimulant.
– Pensez à accompagner vos gestes de paroles.
– Si votre parent parvient à réaliser les gestes de sa toilette, détaillez les différentes étapes qui la composent : se déshabiller, entrer dans la baignoire, prendre le gant et le savon pour se savonner dans un premier temps, se rincer dans un deuxième temps, s'essuyer et enfin s'habiller. En effet, votre parent peut avoir oublié la notion générale de « faire sa toilette » mais peut être en mesure de réaliser chacun des gestes, s'ils sont proposés séquence après séquence.

81 | Que faire face à l'incontinence ?

Rarement observée dans les formes légères ou modérées, l'incontinence est un phénomène fréquent au stade sévère de la maladie d'Alzheimer. Elle débute en général par une incontinence urinaire, nocturne dans les premiers temps. L'incontinence fécale, plus rare, est en règle générale observée aux stades tardifs de la maladie.

Si l'incontinence fait partie de la symptomatologie, il reste toujours nécessaire de vous questionner sur sa survenue. Vous pourrez alors proposer des solutions adéquates et retarder son installation définitive, dans l'optique, toujours, de préserver le plus possible l'autonomie de votre parent. Observez ce dernier, car il est possible que cette incontinence résulte des causes suivantes :
– oubli du lieu où se situent les toilettes,
– difficulté de mobilité,
– toilettes trop éloignées rendant le trajet trop long,

– difficulté à se déshabiller,
– perte de l'identification du besoin d'uriner,
– perte de la capacité à organiser et planifier une action visant à faire taire le besoin.

Selon la cause que vous aurez identifiée, il faudra adapter votre comportement :

– Si la difficulté est liée à des troubles de la mémoire, veillez à aménager la maison de manière à ce que votre parent puisse identifier les toilettes (en mettant un dessin sur la porte ou en y inscrivant le mot si cela peut être compris).
– De manière très générale, pensez à lui proposer d'aller aux toilettes de manière régulière, et éventuellement accompagnez-le.
– Afin de préserver sa dignité et son intimité, absentez-vous le temps qu'il puisse uriner. Vous respecterez ainsi son sentiment de dignité, s'il a conscience de son incontinence. Vous retarderez également l'installation de la dépendance et le port de protections, et vous éviterez le changement de vêtements.
– À un stade très avancé, le port de protections devient cependant nécessaire.

82 On m'a conseillé de faire appel à un orthophoniste. Pour quoi faire ?

Il existe actuellement peu de travaux portant sur la prise en charge des troubles du langage chez le sujet touché par la maladie d'Alzheimer. Il est donc assez difficile d'en mesurer le degré d'efficacité. En proposant des exercices de rééducation et de stimulation, l'orthophoniste aide le malade à utiliser ce qui lui reste de langage, afin de préserver le plus longtemps possible la capacité à communiquer verbalement.

En ville, cet acte est remboursé par l'assurance maladie. L'orthophoniste est un acteur de santé qui peut intervenir à domicile en cas de maladie débutante ou modérée. Cependant en pratique, même si la personne ne peut pas se déplacer sur le lieu de consultation, rares sont les professionnels qui se rendent au domicile.

83 Qu'est-ce qu'un ergothérapeute ? Quelle aide peut-il apporter ?

L'ergothérapeute peut intervenir en cas de maintien à domicile, pour adapter l'environnement au malade. D'une manière générale, il peut également assurer la rééducation des praxies (maîtrise des gestes). En dehors de l'hôpital, l'assurance maladie ne prend pas en charge les actes de rééducation de ce type.

La démarche s'appuie sur différents axes.

Conscience des troubles

Il s'agit dans un premier temps d'évaluer comment le malade se positionne par rapport à sa pathologie, après l'éventuelle annonce du diagnostic : état de choc, déni, acceptation partielle ou totale, dépression, etc. L'ergothérapeute recommande de mesurer l'état des troubles pour évaluer si ceux-ci peuvent mettre en danger le malade. Si la mise en danger est trop importante, il est possible de placer votre parent en institution, ce qui permettra une surveillance permanente. Mais, tant que cela est possible, il est préférable de privilégier la vie à domicile dans la mesure où les repères y sont plus nombreux.

Évaluation et proposition d'aide

Il s'agit d'évaluer la dépendance et l'autonomie du malade au niveau des activités de la vie quotidienne (AVQ), dans son environnement, et de proposer une aide.

Dépendance et autonomie

La dépendance se définit par ce que la personne peut faire ou pas, sa capacité à réaliser des actions.
L'autonomie est la capacité à gérer l'ordre et renvoie à l'organisation des actions.
En général, la maladie d'Alzheimer fait perdre dans un premier temps l'autonomie.

Dans ce contexte, plusieurs axes relatifs aux activités de la vie quotidienne vont solliciter l'intervention de l'ergothérapeute :

La toilette et l'habillage

L'ergothérapeute peut proposer des conseils quant à la préparation du nécessaire de toilette. Il évalue comment la personne fait sa toilette et dans quelles conditions (douche, baignoire, lavabo). Il observe si les gestes sont bien réalisés, dans le bon ordre, si l'utilisation des objets est correcte ou non, s'il y a mise en danger potentielle. Il mesure également la gestion du linge et dans quelle mesure il est nécessaire d'intervenir : faut-il préparer un ensemble complet ou non (de la tête aux pieds), la personne est-elle en mesure de faire la différence entre affaires sales et propres, etc. Il observe la qualité de l'utilisation des vêtements, leur quantité et si ceux-ci sont adaptés à la saison.

Toilette : ce que peut conseiller un ergothérapeute

Aides matérielles :
- évitez les baignoires car celles-ci sont des facteurs de risque de mise en danger,
- installez et utilisez des barres d'appui,
- installez et utilisez des tapis antidérapants,
- installez et utilisez un siège de douche.

Travail de réadaptation :
- faites cette activité de la vie quotidienne de façon rituelle, répétitive, afin de donner des repères,

– effectuez toujours les actions dans le même ordre,
– selon l'évolution de la pathologie, une simple surveillance est nécessaire pour commencer, puis c'est ensuite un travail de stimulation et enfin une aide progressive.

L'alimentation

L'ergothérapeute observera comment votre parent pense la prévision d'un repas, un budget, les ingrédients nécessaires et leur quantité, l'ordre logique des mélanges, l'organisation par rapport aux différences de cuisson, la gestion du temps, l'utilisation d'ustensiles à bon escient, tout ceci en mesurant le risque de mise en danger (gaz, électricité, huile...). La réflexion porte également sur la préparation de la table, la cohérence par rapport à l'horaire du repas, au nombre de personnes, puis sur l'alimentation elle-même, l'utilisation des couverts, l'ordre des plats, l'hydratation, la gestion du réfrigérateur, des aliments périmés, etc.

Alimentation : ce que peut conseiller un ergothérapeute

Aides :
– mettez le lieu de vie hors de danger, coupez le gaz si cela est possible et si cela représente un danger,
– écrivez des listes de repas simples,
– organisez le portage des repas, de préférence à heures fixes afin de renforcer les repères temporels.

Travail de réadaptation :
– laissez votre parent préparer ses repas sous surveillance tant que cela est possible,
– puis gérez et anticipez les besoins de l'activité, oralement puis physiquement,
– simplifiez les démarches à suivre, ne donnez qu'un seul plat à la fois pour garder un ordre (sinon, votre parent aura souvent tendance à préférer le sucré et ainsi commencer par le dessert ; il risque alors de n'avoir plus faim pour le reste et de souffrir de malnutrition).

Les déplacements

L'ergothérapeute mesure les capacités à se lever, se coucher et s'asseoir de votre parent, la qualité de ses transferts aux toilettes, à la voiture, la marche, avec aide ou pas, l'aptitude à monter et descendre une marche, un escalier, dans la rue ou à la maison. Il s'agit aussi de mesurer sa capacité à gérer des dangers extérieurs, d'observer si le patient déambule, de façon diurne et/ou nocturne. L'ergothérapeute étudiera aussi les repères spatiaux de votre parent, sa connaissance des pièces de la maison, de la rue, du quartier, sa capacité d'orientation. (En pratique, Monsieur X est-il capable de se repérer seul pour aller chercher une baguette de pain ?)

Déplacements : ce que peut conseiller un ergothérapeute

Aides :
- si possible, effectuez une mise au même niveau de toutes les pièces importantes (chambre, salle de bain, toilettes, éventuellement cuisine si cela est encore possible),
- mettez en place des barres d'appui,
- facilitez la mise debout par des sièges relevés (toilettes) ou des fauteuils hauts,
- s'il existe un comportement de déambulation dans la rue, vous pouvez prévenir les voisins pour qu'ils puissent vous alerter.

Travail de réadaptation :
- trouvez une occupation que la personne aimait bien faire et qui est encore faisable (le plaisir est toujours le bienvenu !) si possible de façon régulière afin que cela devienne un repère,
- favorisez une activité diurne car cela limite les perturbations nocturnes,
- accompagnez la personne pour faire le tour du quartier en prenant toujours le même chemin.

La gestion financière

La gestion de l'argent pose rapidement problème, d'autant que les personnes âgées ont connu plusieurs monnaies.

Gestion de l'argent : ce que peut conseiller un ergothérapeute

- Si vous avez une relation de confiance avec votre parent, vous pouvez d'abord surveiller, puis gérer les grosses sommes (impôts, factures...).
- Idéalement, il faudrait ne donner qu'une somme pour gérer le quotidien, puis aider à la gestion complète du budget, mais en pratique cela n'est pas toujours évident.
- Vous pouvez vous orienter vers une assistante sociale, une tutelle ou une curatelle (cf. question 91).

En résumé, l'ergothérapeute évalue les capacités de la personne, les difficultés et les mises en danger au domicile. Il propose la mise en place d'aides matérielles et humaines selon les besoins, les priorités et les capacités financières de la personne. En tant que proche, vous serez sollicité pour stimuler et entretenir les capacités de votre parent afin qu'il conserve son autonomie le plus longtemps possible. C'est donc vous qui êtes le mieux placé pour savoir quels sont les éléments qui pourront devenir des repères et des soutiens à votre parent.

84 Qu'est-ce que la psychomotricité ? Quelle est son utilité ?

Cette discipline est en général assez mal connue du public et son intervention est souvent limitée au lieu de l'institution : on la rencontre peu à l'extérieur. En effet la prise en charge en libéral est rare et les actes de psychomotricité ne sont pas remboursés par la Sécurité sociale. Cependant, le rôle de la psychomotricité est intéressant dans la prise en charge des pathologies du sujet âgé, notamment la maladie d'Alzheimer.

Une discipline méconnue

Selon le *Dictionnaire français de médecine et de biologie* (A. Manuila, avec la collaboration de M. Nicole et H. Lambert, 4 vol., Masson, Paris, 1970-1975), la psychomotricité est l'étude de « l'ensemble des fonctions motrices intégrées dans l'activité psychique et adaptées aux besoins de la vie relationnelle ». Autrement dit, la psychomotricité s'intéresse aux interactions entre :

– le corps et ses mouvements d'une part,
– le psychisme d'autre part.

Elle s'intéresse également aux interactions entre notre corps et son environnement (matériel ou social). En fait, cette discipline semble être aux confins d'une démarche de rééducation et de thérapie, associant des actes plutôt « techniques » à une approche thérapeutique de la personne dans sa globalité. Quatre aspects essentiels pourraient être dégagés :

– le schéma corporel (la perception de son corps),
– l'image du corps,
– le temps,
– l'espace.

La démarche du psychomotricien repose en partie sur :

– les ressentis corporels,
– les capacités de jugement de la personne,
– les échanges tonico-émotionnels (l'expression des émotions à travers les mouvements ou dans les positions corporelles),
– la technique du toucher thérapeutique.

Tout ceci s'appuie sur la mesure des capacités d'attention, de vigilance et de compréhension du patient.

Le type d'intervention du psychomotricien diffère en fonction du stade d'évolution de la maladie. Il ne s'agit pas d'améliorer l'état du patient mais plutôt de tenter de maintenir ce qu'il maîtrise au moment de l'intervention.

Différents types d'intervention

Un travail sur le corps

L'utilisation de ballons peut s'avérer un bon médiateur pour permettre au malade, quand le ballon défile sur des membres de son corps, d'en « reprendre conscience » dans sa globalité, alors que ce corps peut être vécu comme morcelé. Il s'agit d'une tentative de réunification du corps (retrouver l'unité de son enveloppe corporelle) à travers le ressenti, en même temps que l'on en stimule les différentes parties.

Ces activités, qui pourraient paraître « occupationnelles », partent d'une démarche réfléchie, d'un projet construit à partir d'une connaissance sérieuse de la pathologie. Elles ne sont donc pas des amusements mais bien une prise en charge du patient. Les activités autour du ballon, pour reprendre cet exemple, pratiquées en groupe, permettent d'interagir avec les autres malades, dans un objectif de resocialisation : il s'agit de se sentir exister au milieu des autres. Cela suppose que la personne possède encore des capacités d'adaptation, afin qu'elle puisse se sentir exister au sein d'un groupe. Elle pourra alors, par cette médiation, reprendre conscience d'elle-même, de son corps, de son corps dans l'espace, de l'existence de l'autre et également – à un niveau plus avancé de la pathologie – tenter de se différencier des objets.

Cette « reprise » de conscience du corps en tant qu'unité, structure distincte des autres, peut être également abordée par l'utilisation de foulards, de petits anneaux que le psychomotricien fait défiler sur le corps du malade afin de redonner une continuité entre les différents membres. Il favorise par ces exercices la reprise de conscience des volumes des membres, ce qui les fait exister en tant que membres à part entière (par exemple, la main est différenciée du bras, etc.).

Un travail de resocialisation

Dans le cadre d'activités de groupe où il est question de se lancer un ballon, il s'agit de donner un élan, non seulement dans l'acte physique de renvoyer le ballon, mais à travers la dimension symbolique de vie que cela véhicule : un élan de vie poussant la personne vers l'extérieur. On aide ainsi le patient à se réintroduire dans le champ du social et on s'éloigne de la croyance d'une pensée morte dans un corps vivant.

Un travail sur la concentration et l'attention

Un travail autour de parcours peut être réalisé : il ne visera pas à « faire marcher le malade », mais plutôt à tenter de renforcer ses repères dans l'espace et à aborder la resocialisation de la personne. En effet, marcher suppose souvent de marcher sous le regard des autres, au milieu ou à côté d'eux. Cette activité mobilise la concentration puisque, en marchant, il faut aussi regarder, être attentif à ce qui se passe autour. La marche, accompagnée de la parole, va ainsi permettre de mobiliser également les ressources d'attention et de concentration de la personne.

Un travail sur les sens

Pendant un parcours, le psychomotricien pourra demander par exemple à la personne de toucher la fenêtre, froide ou chaude, de faire attention aux bruits : il s'agit là d'un travail de stimulation des sens, une sorte de ré-éveil psychomoteur.

Un travail sur le repérage dans le temps et l'espace

Toujours durant le parcours, un travail sur le temps peut être réalisé grâce à des rythmes différents (marcher vite, marcher lentement – si les malades ne peuvent plus marcher, mouvements rapides des mains, en haut, en bas, main contre main, etc.), sur imitation et/ou sur accompagnement verbal. Le psychomotricien observe et utilise également le langage non verbal. À un stade avancé de la maladie, il travaillera sur le toucher uniquement. La notion d'espace est aussi abordée à travers des activités de création d'un objet, qui sera choisi par la personne pour se repérer et pour personnaliser un lieu.

Au cours de l'activité utilisant le ballon, il peut être demandé à la personne de faire passer le ballon à droite, à gauche. Cela renforcera l'orientation, l'analyse de l'espace et de la distance.

Un travail sur le plaisir

La notion de plaisir est essentielle dans ce travail, qui s'appuie également sur le jeu (musique, loterie, peinture, etc.). Cette dimension du plaisir se situe toujours dans une perspective structurée et thérapeutique.

85 | Quel est l'apport de la kinésithérapie ?

Le kinésithérapeute peut intervenir dans la rééducation des troubles de la marche. L'objectif est de permettre au patient de conserver le plus longtemps possible le schéma corporel de la marche, pour éviter la grabatisation présente au stade très évolué de la maladie. En assurant la rééducation fonctionnelle dès la survenue des troubles, cette intervention vise à conserver une motricité correcte le plus longtemps possible. Comme dans toutes les interventions, on cherche à utiliser au mieux les capacités résiduelles, sans déjouer pour autant la progression de la maladie. À un stade plus avancé, quand la personne ne marche plus, l'intervention du kinésithérapeute conservera son utilité, puisque la mobilisation de la personne évitera les rétractions tendineuses conduisant à des douleurs et à la déformation des membres. Les actes de kinésithérapie prescrits par le médecin sont remboursés par l'assurance maladie.

86 Quelle aide peut apporter un psychologue à mon parent ?

Nous n'évoquerons pas ici l'aide du psychologue dans le domaine de la stimulation cognitive, évoquée plus loin (cf. question 87), mais nous aborderons sa fonction de soutien psychologique.

Le travail du psychologue

Le travail d'un psychologue pourrait se définir comme un travail d'adaptation aux spécificités de chaque individu, dans le cadre d'entretiens de soutien. Sa démarche se fonde sur une dimension relationnelle, essentielle dans la prise en charge du malade Alzheimer. Il s'agit en quelque sorte de guider et soutenir la personne dans une quête de soi.

Par quels moyens ?

- offrir un espace et un temps de parole, ou du moins d'expression ;
- permettre à la personne, par la verbalisation de son ressenti, de réussir à penser autrement ce qui la fait souffrir ;
- soutenir la personne face à sa souffrance psychique ;
- l'aider à donner du sens à ce qu'elle vit ;
- l'aider à mieux comprendre les différents mouvements (ou sentiments) qui l'animent ;
- tenter avec elle de réintégrer ces éléments dans son histoire personnelle, car ils en sont indissociables.

Quelle dimension cette approche peut-elle avoir dans le cas de la prise en charge de la personne malade Alzheimer ? Certains aspects du travail vont poser question :

- l'entretien et la relation reposent essentiellement sur des échanges de mots, alors que le malade présente précisément des difficultés de langage ;

– les troubles cognitifs (jugement, mémoire, etc.) mettent en cause la qualité de l'échange et la capacité à s'exprimer ;
– la personne perd progressivement la capacité de faire des liens entre son vécu, ses troubles cognitifs et son histoire de vie ; elle saura de moins en moins penser ce qu'elle vit.

Le travail sera en réalité différent suivant le degré d'atteinte du malade. Le psychologue est là pour favoriser son expression, qui ne se limite pas au langage (même si on ne peut nier que les troubles du langage entravent la qualité de l'échange). Le rôle du psychologue consistera notamment à ajuster et réajuster sans cesse sa démarche pour apporter l'aide la plus adaptée au patient. Dans ce cadre, un travail pourra être entrepris :
– offrir une écoute attentive tenant compte de l'ensemble des voies de la communication, par la parole ou par la voie infraverbale (gestes, expressions) ;
– stimuler ces différentes modalités d'expression ;
– s'appuyer sur celles préservées afin de rester dans l'échange.

Le psychologue, en ce sens, va à la rencontre de la parole perdue. Il part du principe que malgré la détérioration du langage, son interlocuteur a besoin d'être entendu dans ses angoisses, sa souffrance, son ressenti et ses désirs. Il doit alors mettre de côté les règles usuelles de communication et les normes sociales, afin de s'adapter aux moyens d'expression propres à la personne malade, en fonction de ses troubles. Il pourra alors écouter son désir et même en favoriser l'émergence. Il tentera ainsi de créer du lien et d'aider la personne à se réattribuer l'identité qu'elle perd progressivement. Il ne s'agit donc pas tant d'écouter son discours que ce qu'elle exprime à travers ce discours, c'est-à-dire sa réalité, son ressenti. Cette écoute est un véritable soutien : la personne peut alors partager ce qu'elle vit, même si sa réalité nous paraît parfois inadaptée. Ce qu'elle exprime dans son discours, qui s'adapte en fait à sa propre perception des choses, c'est son identité. Dans cette écoute, qui se fait toujours dans « l'ici et le maintenant », le psychologue va devenir le dépositaire d'une parole qui fait exister la personne.

La dame à qui on fait des confidences

Madame G., reçue par la psychologue de l'hôpital, lui dit un jour : « Je ne vous ai jamais vue mais je sens que vous m'êtes familière, peut-être votre sourire, votre manière d'être, votre manière de me regarder alors que j'ai l'impression d'être invisible parfois pour les autres, ça me redonne des informations sur ce que je suis, ça me guide mais sans savoir pourquoi, je ne me souviens pas de vous, je ne suis jamais venue dans ce bureau mais j'ai l'impression que je vais partir d'ici avec une partie de mon histoire. Je crois que vous êtes la dame à qui on fait des confidences. »

87 Existe-t-il des lieux d'accueil pour faire travailler sa mémoire ?

La prise en charge médicamenteuse n'est pas suffisante pour le malade Alzheimer. L'efficacité d'autres modalités de prise en charge est aujourd'hui démontrée, notamment par l'intermédiaire de ce que l'on nomme des « centres de jour ».

Le centre de jour

Le centre de jour est composé d'une équipe pluridisciplinaire comprenant gériatres, neuropsychologues (parfois psychiatres) et soignants. Il a pour objet d'assurer une prise en charge médicopsychosociale du malade et des proches aidants. S'appuyant sur une évaluation gériatrique globale, le centre de jour permet d'adapter la prise en charge des malades dès le début des symptômes et de retarder la mise en institution. En ce sens, il paraît constituer un type de structure particulièrement bien adapté pour la prise en charge de patients Alzheimer à un stade débutant et modéré de la pathologie. Dans ce lieu, les activités de la vie quotidienne pourront être explorées et des stratégies d'optimisation pourront être installées avant leur utilisation à domicile.

Du côté du patient

Par l'évaluation et le diagnostic des troubles du fonctionnement cognitif, le centre de jour offre une prise en charge adaptée et individualisée. Ce peut être sous forme d'atelier mémoire ou de stimulation cognitive. Il s'agit de solliciter les capacités intellectuelles, sensorielles et émotionnelles, et d'apprendre au malade à optimiser ses performances grâce à un certain nombre de techniques et de stratégies (comme par exemple l'utilisation d'un agenda). Reposant sur des principes éthiques, le centre de jour vise à préserver la dignité des malades, à œuvrer contre leur isolement physique, intellectuel et moral en les maintenant en relation. Leur objectif est la resocialisation et le maintien de l'autonomie.

Du côté de la famille

Le centre de jour se doit de vous apporter des conseils, à vous comme à votre parent. Conjointement, l'accueil du malade dans une telle structure à raison d'une, deux, voire trois fois par semaine peut vous offrir un soutien quand vous vous trouvez épuisé physiquement et psychiquement par l'accompagnement de votre parent. Cela vous permet de vous ressourcer, d'être ainsi plus disponible ensuite pour cette prise en charge.

L'hôpital de jour

Reposant sur un travail en équipe pluridisciplinaire, l'hôpital de jour est une modalité d'hébergement temporaire destinée à des malades se situant à des stades légers ou modérés de la pathologie. Son objectif principal est de favoriser le maintien à domicile. Les objectifs d'un hôpital de jour sont approximativement les mêmes que ceux d'un centre de jour, dans une double démarche : diagnostique et thérapeutique. L'hôpital de jour trouve sa place dans le cadre du réseau ville/hôpital, le patient étant adressé par le médecin généraliste. Pendant toute la durée de la prise en charge, médecin généraliste et hôpital de jour travaillent en interaction, échangeant leurs informations sur l'évolution du patient.

Lors de l'admission en hôpital de jour, une évaluation neuropsychologique vise à :

– confirmer ou non le diagnostic,
– évaluer les capacités restantes et perdues du patient afin de proposer une prise en charge adaptée,
– mesurer l'évolution cognitive et comportementale du malade.

L'hôpital de jour repose sur une dynamique de groupe offrant une série d'activités adaptées. Il s'agit, à travers la prise en charge, de :

– maintenir des fonctions intellectuelles,
– lutter contre la « désocialisation »,
– maintenir l'autonomie (grâce à différents lieux de vie du type cuisine, etc.),
– maintenir le plaisir de faire des activités,
– prévenir les troubles du comportement,

– gérer la perte d'autonomie,
– mettre en place des aides à domicile.

Le but poursuivi est d'offrir au patient une autonomie optimale. En interaction avec les familles, le travail de l'hôpital de jour repose sur l'échange, le soutien, le conseil, l'information, l'explication et la réflexion.

Au plan financier, le transport du domicile à l'hôpital est assuré par un taxi ou une ambulance privée. Il est pris en charge par l'assurance maladie, de même que l'hospitalisation.

88 Que sont les groupes de stimulation de la mémoire ? À quoi servent-ils ?

Ces dernières années ont été marquées par des avancées importantes en matière de dépistage, puisque le diagnostic de la maladie se fait désormais plus précocement. Parallèlement, les travaux menés dans le champ de la neuropsychologie assurent une connaissance plus fine de la maladie d'Alzheimer, donc une meilleure prise en charge. Ces progrès ont permis de comprendre la nécessité d'une prise en charge précoce et d'espérer sa mise en œuvre. En effet, un dépistage précoce non accompagné d'une prise en charge n'a que peu de sens...

Les groupes de stimulation de la mémoire s'appuient sur les capacités cognitives préservées du patient. Ils sont destinés à optimiser les aptitudes de la personne en adoptant un programme personnalisé. L'évaluation neuropsychologique permet de :
– mettre en évidence les atteintes de la personne,
– envisager leur retentissement sur les activités de la vie quotidienne,
– mettre en œuvre des stratégies diverses pour optimiser ses capacités.

On sait aujourd'hui qu'il existe différents systèmes de mémoire (cf. question 34). Ceux-ci sont diversement atteints suivant le degré d'évolution de la pathologie, mais aussi suivant l'individu. Cette connaissance constitue une base de travail pour permettre à la personne de rester autonome le plus longtemps possible.

Parmi les outils proposés dans le cadre des groupes de stimulation de la mémoire, on trouve par exemple :
- les carnets mémoires, aide-mémoire s'appuyant sur des supports physiques,
- l'aménagement de l'environnement visant à pallier les déficits mnésiques et à limiter leur impact sur la vie quotidienne.

89 Mon parent peut-il bénéficier d'aides financières ?

Des aides financières peuvent vous permettre d'assumer en partie le financement d'une maison de retraite : l'aide au logement, l'aide personnalisée à l'autonomie ou l'aide sociale.

L'aide au logement

L'aide au logement peut vous aider à assumer en partie les frais d'hébergement en maison de retraite ou en foyer logement. L'allocation est accordée à toute personne dont les ressources ne dépassent pas un certain plafond. Le logement doit répondre à certaines conditions en termes de salubrité et de surface.

Le montant de l'aide est fixé en fonction des ressources de l'allocataire, des charges demandées pour l'hébergement, du type d'établissement et du lieu d'implantation.

Les renseignements peuvent être pris auprès de la Caisse d'Allocations Familiales (CAF), notamment grâce à :

– un serveur vocal : Allo CAF 7j/7, numéro ouvert 24h/24h au 08 36 67 55 55,
– un serveur minitel : 36 15 CAF,
– un site Internet : www.caf.fr.

L'allocation personnalisée à l'autonomie (APA)

Depuis le 1er janvier 2002, l'allocation personnalisée à l'autonomie (APA) permet aux personnes âgées en perte d'autonomie de recourir à toutes les aides nécessaires pour l'accomplissement des actes de la vie quotidienne.

L'attribution de l'aide

Les personnes âgées résidant à domicile ou en établissement peuvent en bénéficier, du moment qu'elles attestent d'une résidence stable et régulière en France, qu'elles sont âgées d'au moins 60 ans et qu'elles ont besoin d'une aide pour l'accomplissement des actes essentiels de la vie : se laver, se déplacer, se nourrir, etc.

Le dossier de demande d'APA doit être retiré et déposé au Centre Communal d'Action Sociale (CCAS) de la mairie de la commune où réside la personne âgée et transmis au conseil général.

Dans le cadre d'une demande d'APA en établissement, le dossier peut être retiré auprès du service social de l'établissement d'accueil.

Lors de l'instruction du dossier, une commission médicosociale composée de travailleurs sociaux et de personnels soignants évalue le degré de perte d'autonomie de la personne âgée en fonction de la grille AGGIR (Autonomie, Gérontologie, Groupe Iso-Ressource).

En établissement, l'évaluation de la perte d'autonomie et des besoins de la personne âgée est réalisée par l'équipe médicosociale de la résidence et validée par deux médecins du département et de la caisse d'assurance maladie.

L'APA est ouverte aux personnes relevant des GIR 1, 2, 3, 4 (cf. annexe 5).

Le montant de l'aide

Le montant de l'aide à domicile est modulé en fonction des ressources et du degré de perte d'autonomie.

Le montant mensuel maximum au 1er janvier 2008 était :

GIR 1 : 1 202,88 €
GIR 2 : 1 031,04 €
GIR 3 : 773,28 €
GIR 4 : 515,82 €

Dans tous les cas, l'intéressé aura toujours à sa charge un pourcentage du plan d'aide qui sera fonction des revenus.

En établissement, le montant de l'APA vise à couvrir le tarif dépendance de l'établissement correspondant au degré de perte d'autonomie de la personne malade. L'intéressé aura toujours à sa charge le montant du ticket modérateur.

Le versement de l'aide

L'APA est versée mensuellement par le département au bénéficiaire. Elle peut être directement versée à une association d'aide à domicile ou à une maison de retraite avec l'accord du bénéficiaire.

Elle est attribuée pour une durée définie en fonction de la situation du bénéficiaire et révisée périodiquement. Elle peut également être révisée à tout moment, en cas de changement de situation du bénéficiaire ou d'évolution de sa perte d'autonomie.

L'aide sociale

L'aide sociale peut vous aider à prendre en charge les frais d'un hébergement. Les personnes de plus de 65 ans, ou de plus de 60 ans en cas d'inaptitude au travail, dont les ressources ne sont pas suffisantes pour assurer les frais d'hébergement de l'établissement, peuvent en bénéficier. L'article 165 du Code de la famille et de l'aide sociale (L. n° 90-600 du 6 juillet 1990, art. 7) précise que le service d'aide sociale aux personnes âgées peut participer aux frais de séjour dans un établissement non agréé à l'aide sociale si la personne âgée y a séjourné à titre payant pendant cinq ans et si ses ressources ne lui permettent plus de subvenir à ses besoins.

Le dossier est à retirer au Centre Communal d'Action Sociale (CCAS) et transmis au conseil général.

Les personnes âgées demandant une aide sociale doivent choisir une résidence de retraite agréée, le plus souvent un établissement public.

Aider son ascendant

La loi fait obligation de venir en aide financièrement à un ascendant dans le besoin.
Les personnes tenues à cette obligation sont le conjoint, les enfants, les gendres et les belles-filles. L'obligation cesse en cas de divorce ou lorsque le conjoint à l'origine du lien familial décède sans enfant.
Les petits-enfants (excepté leur conjoint) sont également soumis à l'obligation alimentaire, mais dans certains départements seulement.
Leur contribution alimentaire est fixée par la commission départementale d'aide sociale en fonction du montant de leurs revenus, de leurs charges familiales et de leur état de santé. Il n'existe pas de barème, la participation peut être minime pour les personnes ayant de faibles ressources.

Pour définir le montant de l'allocation, la commission départementale d'aide sociale réalise une enquête administrative. 90 % des ressources de la personne âgée sont affectées au paiement de la maison de retraite (les 10 % restant sont laissés pour usage personnel, soit 66,93 € par mois minimum). Cette somme est complétée dans le cadre de l'obligation alimentaire, la différence restant due est prise en charge par l'aide sociale.

Les aides fiscales

L'administration fiscale prévoit que « si une personne réside, en raison de son état de santé, dans un établissement hébergeant des personnes âgées dépendantes ou dans une section de soins de longue durée ou dans une section de cure médicale (à l'exception des sections non médicalisées des maisons de retraite ou des cures thermales), les dépenses liées à l'hébergement ou à la dépendance ouvrent droit à réduction d'impôt ».

La réduction se calcule sur les dépenses d'hébergement supportées, après déduction de l'aide personnalisée à l'autonomie (APA) éventuellement perçue. Les dépenses sont prises en compte dans la limite de 2 900 € par personne hébergée. Cette réduction d'impôt peut se cumuler avec celle prévue pour l'emploi d'un salarié à domicile si, dans un couple marié, l'un est dans un établissement et que l'autre, resté au domicile, a recours aux services d'un salarié.

La carte d'invalidité

Elle est attribuée à toute personne dont le taux d'incapacité est supérieur ou égal à 80 %. Elle offre des avantages fiscaux (une demi-part supplémentaire pour le calcul de l'impôt sur le revenu, abattements fiscaux, exonération de taxes locales sous condition de ressources, etc.) et des réductions tarifaires dans les transports (SNCF, Air France, etc.).

Tout renseignement peut être pris au CCAS de votre commune.

La taxe d'habitation

Les personnes âgées en maison de retraite et encore propriétaires de leur ancien logement, non exonérées de la taxe d'habitation, peuvent demander une remise gracieuse.

90 À quoi correspond la grille AGGIR ?

La grille AGGIR (Autonomie, Gérontologie, Groupe Iso-Ressource) est une grille nationale évaluant la dépendance. Elle est utilisée entre autres pour l'attribution de l'Aide Personnalisée à l'Autonomie (cf. question 85).

Cette échelle distingue six degrés de dépendance.

Niveau 1 : patients âgés ayant perdu totalement leur autonomie au plan psychique, physique, social et nécessitant une présence continue.

Niveau 2 : personnes âgées grabataires au lit ou au fauteuil, qui conservent leur capacité cognitive mais nécessitent une prise en charge pour les activités de la vie courante ; ou personnes qui ont conservé la faculté de la marche mais présentent des troubles cognitifs.

Niveau 3 : patients qui ont besoin d'aides pour les activités courantes, plusieurs fois par jour. La majorité des personnes classées dans ce groupe n'assure plus l'hygiène et l'élimination. Elles ne présentent pas de troubles cognitifs majeurs et ont une autonomie à la marche partielle.

Niveau 4 : patients qui doivent être aidés pour le lever et le coucher, mais qui une fois debout peuvent se déplacer à l'intérieur de l'habitat. La toilette et l'habillage nécessitent parfois de l'aide. Sur le plan alimentaire, ils sont autonomes.

Niveau 5 : personnes qui nécessitent une aide ponctuelle à la toilette, le ménage et la préparation des repas.

Niveau 6 : personnes autonomes.

91 Mon parent n'est plus dans la possibilité de gérer seul ses affaires. Peut-il bénéficier de mesures de protection judiciaire ?

Il existe trois mesures de protection possibles, définies par la loi du 3 janvier 1968 : la sauvegarde de justice, la curatelle et la tutelle.

La mise en place de régimes de protection juridique peut être vécue sur un mode douloureux par votre parent et par vous-même pour de multiples raisons :

- culpabilité face à la prise en charge par vous-même des biens de votre parent,
- prise de conscience de l'incapacité du parent à gérer ce qui lui appartient,
- sentiment de priver la personne de ses biens et d'une certaine forme de liberté.

Aussi, sur ce dernier point, il paraît important d'expliquer les différents régimes de protection, si vous ou votre parent craignez que ces mesures ne portent atteinte à sa liberté. Ces mesures respectent au maximum l'intérêt du majeur à protéger. Elles sont prises par un juge après une enquête très sérieuse, garantie du respect des droits individuels. Lorsque le malade a une famille proche, il est souhaitable que l'un des membres accepte la charge de la tutelle. La tutelle familiale permet de régler au mieux les intérêts de la personne, alors que la tutelle confiée à un tiers extérieur alourdit tout le processus de gestion et de décision.

La sauvegarde de justice

Il s'agit d'une mesure temporaire qui dure initialement deux mois et peut être prolongée pour six mois. Le nombre de renouvellements n'est pas limité, la procédure est simple et peut s'appliquer en urgence. Ce régime ne porte pas atteinte à la capacité civile mais permet de protéger le patient dans des actes de la vie civile, comme par exemple lors d'achats inconsidérés ou de vente de biens.

Comment se passe son ouverture ?

- Le malade est hospitalisé et le médecin du service fait une déclaration au procureur de la République.
- Le malade n'est pas hospitalisé et son médecin traitant en fait la demande au procureur de la République.
- Une personne (famille, entourage) écrit au juge des tutelles qui fait la demande auprès du procureur de la République, on parle alors de « demande judiciaire ».

Cette demande doit être accompagnée de l'avis d'un médecin spécialiste. Un mandataire peut être désigné par le juge afin de prendre en charge la gestion des biens.

Il s'agit d'une mesure temporaire en attendant la mise sous curatelle ou tutelle prononcée par le juge des tutelles.

La curatelle

Il s'agit d'un régime de protection durable réservé aux malades qui ont besoin d'être conseillés ou contrôlés dans les actes de la vie civile :

- le mariage, la donation et la disposition des capitaux se font avec consentement du curateur,
- la personne conserve son droit de vote, mais est inéligible,
- la personne peut agir seule pour les actes courants.

La demande faite au juge des tutelles peut-être réalisée par le malade lui-même, un parent, le juge des tutelles, ou le procureur de la République. Elle est accompagnée d'un certificat médical rédigé par un médecin spécialiste inscrit sur une liste établie annuellement par le procureur de la République.

La curatelle spéciale (article 5120 du Code civil) ou curatelle aggravée prévoit une mesure donnant au curateur des pouvoirs équivalents à ceux d'un gérant de tutelle. Le curateur désigné par le juge des tutelles peut être un membre de la famille ou un administrateur légal.

La tutelle

La procédure est identique à celle de la curatelle. C'est un régime de protection durable et complet. La tutelle est réservée aux malades majeurs qui ont besoin d'être représentés de manière continue dans les actes de la vie civile. Il y a perte du droit de vote et de la capacité civile. Néanmoins, il y a une possibilité de moduler l'incapacité et le juge peut énumérer certains actes que la personne sous tutelle pourra réaliser. Il existe plusieurs formes de tutelles : la tutelle complète, la tutelle simplifiée et administrative, et la tutelle d'État. Le juge pourra choisir un régime de protection en fonction de l'état clinique du patient, de sa position sociale et financière, et surtout de son entourage familial, en collaboration avec le médecin et après l'audition du patient et de son entourage.

Chapitre 7

Accompagner et se faire aider

92 En quoi la maladie d'Alzheimer bouleverse-t-elle les rapports intrafamiliaux ?

La maladie d'Alzheimer bouleverse les repères du malade mais aussi tous ceux du système familial. Devenir celui qui prend l'aide en charge au sein d'une fratrie n'est pas le fait du hasard. Vous vous désignez ou êtes désigné en fonction d'un certain nombre de paramètres : cela peut dépendre de la proximité géographique, de la qualité du lien, de la proximité affective, de la disponibilité physique et psychique, de votre capacité à assumer cette fonction pendant que d'autres membres de votre famille se protègent en évitant la situation. Il sera intéressant que vous réfléchissiez aux raisons qui vous poussent à accompagner votre parent parce que ces motifs détermineront en partie la qualité de la prise en charge : devoir, fierté, fardeau, besoin de se sentir utile...

Cette prise en charge vous donne désormais un rôle et une place particulière. Parfois, le dérèglement que provoque la maladie ouvre la voie à une possible réparation d'une relation qui a été douloureuse dans le passé. Peut-être est-ce alors une quête d'affection avec votre parent, non satisfaite pendant l'enfance ou l'âge adulte qui peut vous pousser à investir cet accompagnement ? Ce peut être aussi l'occasion de régler des non-dits ou des conflits, ou la continuité d'une relation affective entretenue tout au long de la vie.

Quelle que soit la raison qui sous-tend votre investissement, des remaniements identitaires se font nécessairement quand on envisage d'accompagner son proche malade. Une réflexion va se poser sur la place de chacun dans la génération, la difficulté à se positionner à une autre place – par exemple assurer la fonction de mère de son propre parent. En effet, si vous êtes un enfant de parent Alzheimer, l'inversion apparente des générations peut être source de confusion : vous êtes l'enfant mais vous vous positionnez comme parent. Cette confusion peut se trouver accentuée par le discours du malade, qui peut vous identifier tantôt comme sa fille (par exemple), tantôt comme sa mère.

93 Quelle est la place de l'accompagnement ?

Les progrès de la recherche dans les domaines de la thérapeutique et de la pharmacologie constituent un réel espoir dans la prise en charge à venir de la maladie d'Alzheimer. Mais la place de l'accompagnement reste aujourd'hui au cœur de la démarche thérapeutique. Elle se développe de plus en plus dans les pays industrialisés du fait de l'avancée de nos connaissances. De plus en plus d'initiatives (associations, bénévolat, projet de vie dans les institutions, etc.) vont dans le sens d'une amélioration, que ce soit au niveau des malades ou de leurs familles.

Des stratégies psychosociales se développent pour donner une meilleure qualité de vie au malade et à son entourage, engageant des techniques spécifiques et diversifiées. Selon le stade de l'évolution de la pathologie, les conséquences sur la vie quotidienne sont variables. Aussi, il est essentiel qu'une « alliance » thérapeutique ait lieu entre les différents intervenants : malade, famille, soignants.

Les lieux d'exercice sont essentiellement les centres de jour et les hôpitaux (cf. question 87). Leur fonction vise à stimuler les fonctions cognitives, réduire les troubles du comportement, canaliser une éventuelle agitation, fournir une écoute du ressenti du malade, et éviter le retrait social en vous offrant conjointement un temps de repos.

Les ateliers de stimulation cognitive (cf. question 88) peuvent recevoir des malades dont les troubles cognitifs ne sont pas majeurs. En effet, il est nécessaire que les ressources attentionnelles du patient soient encore suffisantes pour qu'il puisse investir les activités intellectuelles qui lui seront proposées. Ce type de prise en charge repose donc sur une bonne connaissance du fonctionnement cognitif de la part des soignants et s'adresse à des sujets en début de maladie. Il s'agira de stimuler les différentes sphères de la cognition en évitant les situations d'échec, douloureuses pour le malade, auxquelles ils pourra s'opposer. S'il est nécessaire de stimuler la mémoire, il sera indispensable de le faire en valorisant le patient afin de renforcer son sentiment d'estime de soi. Ces groupes de stimulation cognitive sont le plus souvent organisés par des psychologues.

Les animations sont des activités ayant pour objectif de procurer un certain plaisir à la personne. Elles se doivent d'être réfléchies, pensées et structurées. Elles seront, en ce sens, adaptées au malade.

94 Est-il normal de se sentir impuissant ? De vouloir faire appel à des aides extérieures ?

La question se pose peut-être en des termes différents selon le stade d'évolution de la maladie, mais peut être aussi fonction de vos ressources personnelles, qu'il vous faut savoir mesurer.

Un accompagnement essentiel

La maladie d'Alzheimer n'est pas seulement la maladie d'une personne mais celle de toute sa famille : elle engendrera probablement des bouleversements et une souffrance liés à la confrontation et à l'accompagnement de votre proche. Si des médicaments sont actuellement disponibles sur le marché, il est fondamental de rappeler que votre place est essentielle en tant qu'accompagnant. Il ne s'agit pas d'un rôle complémentaire, mais d'un maillon indispensable dans la prise en charge du patient. L'aide humaine est difficile à mesurer de manière objective. On ne sait pas ce que serait devenue la personne si cette aide ne lui avait pas été apportée, mais à l'inverse, on observe que le malade non soutenu par la relation à l'autre perd de plus en plus rapidement les repères qui lui restent.

L'intervention de la médecine étant encore assez limitée, c'est donc la prise en charge humaine et relationnelle qui constituera l'élément essentiel de l'accompagnement du malade. Il vous faudra composer avec ce que vous êtes, votre histoire, mais aussi avec celle du malade et surtout avec l'histoire de votre relation. Il faudra une disponibilité physique importante, en plus d'une disponibilité psychique et d'une grande patience. Votre naturel besoin de reconnaissance ne sera probablement pas satisfait, peut-être pas du moins à la mesure de l'investissement. C'est à force de nombreuses et permanentes remises en question mais aussi par la croyance dans le sens de votre investissement que vous pourrez vous nourrir et récupérer des ressources nécessaires à la poursuite de la prise en charge. La maladie d'Alzheimer entraîne une sorte d'interdépendance grandissante entre vous et votre proche, si vous en êtes le principal accompagnant : la dépendance dont le malade fait l'objet vous rend à son tour dépendant de lui, à travers les nombreuses responsabilités qui vous incombent désormais.

Connaître ses limites

Vos interrogations seront très diverses selon votre lien avec votre parent. Au début, il est possible que vous soyez confronté à des situations inconnues, simplement parce que le diagnostic n'a pas encore été établi. Au cours de l'évolution de la maladie, si vous êtes correctement informé des troubles qui vont se développer, vous serez mieux armé, du point de vue intellectuel, pour appréhender la personne malade. Mais ce savoir sera à réactualiser tout au long de l'évolution de la maladie, parce que l'accompagnement nécessite une capacité d'adaptation au fur et à mesure que la maladie avance. Des situations nombreuses, difficiles, de la vie quotidienne, vont vous interroger, vous questionner, à la fois sur le sens de ce qui se passe pour votre parent mais aussi sur la réponse que vous pouvez apporter.

Il est nécessaire de ne pas rêver d'un idéal de prise en charge. Afin d'éviter le sentiment douloureux de frustration, vous devrez accepter de ne pas être toujours parfait, car il est humainement impossible d'être performant tout le temps. Cette frustration, inhérente à l'accompagnement d'un malade, ne doit pas pour autant vous décourager. Vous devrez composer avec elle, même si cela est douloureux, en essayant parallèlement de ne pas être trop exigeant avec vous-même. Autorisez-vous à n'être pas tout le temps « parfaitement bon », essayez de vous satisfaire d'être « suffisamment bon », dans certaines limites qui seront continuellement à définir et à ajuster.

Cet accompagnement pouvant être difficile et douloureux, il est tout à fait naturel, et même nécessaire, de vous demander si vous avez besoin d'être vous-même aidé.

95 | Comment puis-je accompagner mon parent ?

La prise en charge se décline selon plusieurs axes, en fonction de l'étendue de la maladie. D'un point de vue pratique, pour vous aider à prendre en charge votre parent, il faut parvenir à définir avec lui le degré de ses atteintes. Vos interrogations pourraient être les suivantes :

- Comment mettre en place des aides pour les activités domestiques : entretien du logement, du linge, courses, préparation des repas ?
- Comment s'organiser pour la gestion du budget ?
- Comment apporter des aides pour compenser les troubles de la mémoire ?
- Comment favoriser les activités sociales ?
- Comment aider à réaliser les activités de la vie quotidienne (les actes dits « essentiels » : toilette, habillage, déplacements, alimentation, prise de médicaments, continence, etc.) ?
- Comment adapter l'espace ?
- Comment éviter les situations dangereuses ?
- Comment assurer la surveillance ?
- Comment engager des démarches administratives, juridiques ?
- Comment prendre des décisions thérapeutiques ?
- Comment accompagner la grabatisation et la fin de la vie ?

Toutes ces questions sont associées à plusieurs responsabilités auxquelles vous devez vous-même faire face : entretenir la maison, aider votre parent, continuer à travailler à l'extérieur. À cela peuvent s'ajouter des difficultés financières et l'absence de soutien social.

Toutes ces situations nouvelles sont génératrices de tensions. Vous les gérerez en fonction de ce que vous êtes, de vos ressources psychiques, de votre état psychologique, de votre statut social, culturel, relationnel. Un aspect douloureux de cette situation sera la nouvelle relation qui s'instaurera entre vous et le malade. Il est difficile de voir les souvenirs partagés, l'histoire de vie, l'histoire de votre relation s'effriter peu à peu parce que la mémoire s'altère. Le fait essentiel de voir sa propre identité disparaître peu à peu aux yeux de l'autre est aussi un élément extrêmement douloureux dans la prise en charge. Par ailleurs, face à votre investissement qui se veut souvent croissant, la reconnaissance ne suit pas. Cependant, ce n'est pas parce que votre parent perd la mémoire que vous ne continuez pas à vivre dans le partage et à vivre des émotions avec lui.

96 Que dois-je connaître pour bien accompagner mon parent ?

Vous devez avant tout acquérir la connaissance de ses troubles, de leurs causes et surtout de leurs conséquences sur la vie du patient. Cela vous donnera une certaine compétence, un « savoir être » auprès du malade. À la connaissance théorique de la maladie doit s'ajouter la connaissance du malade, qui se combinent pour un bon accompagnement. La connaissance de la maladie doit de plus être intégrée et acceptée, car la maladie engendre de profondes modifications dans la perception de votre parent et dans votre relation. Avec l'avancée du processus pathologique, cette connaissance va s'élargir, tandis qu'un travail de deuil de la relation (telle qu'elle était avant la maladie) sera de plus en plus nécessaire. Il s'agit donc d'une compétence qui devra sans cesse être actualisée. Certains proches de malades Alzheimer sont mal informés sur la maladie et se retrouvent isolés, seuls dans la prise en charge de leur parent. Des comités locaux d'information et de coordination (CLIC) se développent afin de mieux vous informer. Ils rassemblent toutes les informations relatives à l'aide aux personnes âgées dans le domaine social, sanitaire et de l'habitat. Ne vous laissez pas gagner par la détresse : ces organismes de proximité pourront vous informer sur l'état des connaissances sur la maladie, son évolution, les recherches en cours, les progrès thérapeutiques. De nombreuses familles évoquent leurs difficultés devant les troubles du comportement. Mieux informé, vous serez mieux armés face à ces manifestations : vous en comprendrez mieux le sens et saurez mieux comment les gérer. Être bien informé permet aussi d'avoir des attentes réalistes, un élément nécessaire pour ne pas se sentir frustré.

Vous devrez, en tant que parent, vous interroger sur vos représentations de la maladie. La pratique clinique montre que la représentation que l'on a d'une pathologie influence la façon dont on va s'inscrire (ou non) dans sa prise en charge. Ainsi, dans le cas de la maladie d'Alzheimer, il n'est pas rare que nous ayons à l'esprit l'image de la folie.

Pour chacun des membres d'une famille, il y a un événement qui marque le début de la maladie. En réalité, celle-ci a souvent commencé bien plus tôt. La proximité affective biaise naturellement l'objectivité du regard sur la réalité de l'existence des troubles. Souvent, l'histoire se réécrit à partir de l'annonce du diagnostic : « Ah oui, j'avais bien vu ça mais je n'avais pas fait le rapprochement, en fait, effectivement cela avait commencé bien avant... » Cette non-prise de conscience peut être un mécanisme de défense face à la perception douloureuse d'un parent potentiellement touché par cette maladie, qu'on préfère ne pas voir et attribuer à une forme de normalité du vieillissement. La perception des troubles diffère selon la position de chacun dans la famille et le lien qu'il entretient avec la personne malade. Chacun se construit sa propre croyance et rattache le début à un événement, qui peut être un moment de rupture : « Elle a commencé à aller mal après le décès de Papa. » (Cf. question 20.) Certains se posent la question du lien éventuel entre les événements douloureux de vie et la survenue de la maladie. L'important alors n'est pas tant la cause réelle de la maladie que la valeur psychologique qu'on lui attribue. Il n'est pas anodin qu'au sein d'une même famille, diverses causes soient avancées par les proches. Cette maladie angoisse à plus d'un titre dans la mesure où elle interroge aussi les proches sur leur potentialité à développer plus tard l'affection. L'énigme scientifique qui pèse sur cet aspect renforce l'angoisse. Votre interprétation dépendra de votre place : conjoint, enfant, frère, sœur, petit-enfant...

97 Comment puis-je organiser des repères pour mon parent ?

Il vous faudra, pour aider votre parent, une grande capacité d'adaptation. La meilleure compétence ne sera probablement jamais clairement définie dans un ouvrage, parce qu'elle est fonction de la personne du patient et ne peut s'acquérir que de manière empirique. Il est normal de trouver difficile la situation d'accompagnement à cause des responsabilités qu'elle engendre dans la gestion des troubles intellectuels et des troubles du comportement, mais aussi parce qu'elle met à mal votre relation au patient. Plus les capacités de communication s'altéreront, plus vous devrez décoder le désir, la souffrance de votre parent, et accepter les modifications de sa personnalité et de son comportement comme l'effet du processus pathologique. Vous devrez trouver un équilibre entre sur et sous-stimulation : trop de stimulation peut entraîner un état d'agitation, trop peu peut favoriser le retrait. Ainsi, si votre parent veut vous aider dans une activité comme préparer le repas, veillez à respecter son rythme, adaptez-vous à ses aptitudes. Il n'est pas nécessaire de lui proposer trop d'activités demandant beaucoup de concentration. S'adapter nécessite la capacité d'agir dans « l'ici et le maintenant » en ne perdant pas de vue que ce qui aura été efficace un jour ne le sera peut-être plus la semaine ou le mois suivant.

Vous devrez veiller à la cohérence de la prise en charge. Par exemple, quand votre parent souhaite réaliser une activité, veillez à ce qu'elle soit adaptée, qu'il ne se trouve pas en situation d'échec. Essayez d'adapter l'environnement. Utilisez un mode d'expression qui lui soit accessible. Si vous voulez demander à votre parent de vous aider à mettre la table, lui demander « peux-tu mettre la table, s'il te plaît » ne sera pas cohérent avec son incapacité de planifier toutes les actions lui permettant d'aboutir à cet objectif. En revanche, si vous décomposez la tâche en étapes (« peux-tu aller dans la cuisine pour y prendre les assiettes », puis « maintenant, nous allons mettre les fourchettes », etc.), vous aiderez mieux votre parent à la réaliser avec succès.

Vous devrez également veiller à la sérénité de l'environnement, qui doit être calme et apaisant, de même qu'à sa stabilité. Cette dernière offrira au malade un ensemble de repères et de routines nécessaires à son équilibre. Par exemple, veillez à la régularité des horaires des repas et à faire en sorte que votre parent soit toujours à la même place à table, tout comme vous. De même, le matin, veillez à lui préparer ses vêtements, si possible dans l'ordre dans lequel il devra les enfiler. S'il aime la télévision (ce qui est souhaitable pour maintenir le lien social), proposez-lui de regarder la même émission puisqu'elle passe tous les jours à la même heure, cela lui apportera des repères. S'il déjeune avant de prendre sa douche et qu'ensuite vous allez faire des courses, veillez à respecter cet ordre. Ne changez pas la place des objets familiers pour favoriser l'équilibre de votre proche et son sentiment de sécurité.

98 Comment gérer mes relations avec mon parent malade ?

Il vous faudra de la constance, c'est-à-dire la capacité de persévérer dans votre investissement malgré la souffrance que cela engendre. Cela nécessite à la fois de la patience, l'acceptation de l'état de votre parent, de même qu'une certaine forme de stabilité psychique face à son déclin ou à ses réactions parfois imprévisibles. Votre constance apportera de la stabilité à votre parent, mais il s'agit d'une attitude difficile à préserver. En effet, vous devrez faire face à un parent en perpétuelle avancée dans sa pathologie. Il serait nécessaire de pouvoir s'adapter à ces modifications, bien que celles-ci soient douloureuses et parfois effrayantes.

Vous devrez exercer votre capacité d'identification, qui consiste à vous mettre à la place du patient, même si cela repose sur une part d'inconnu. Cette identification nécessite de l'empathie : vous devrez penser à ce que vous supposez du ressenti de votre parent, afin de lui apporter un soutien et une vie corrects. Cependant, si cette identification est nécessaire dans la prise en charge, il reste important de ne pas s'y perdre et de conserver une certaine distance afin de vous protéger.

Il vous faudra également exercer un travail de deuil de ce qu'était votre relation avec votre proche : chacun vivra la maladie d'Alzheimer de son parent et l'accompagnement d'une manière singulière. S'il existe des signes objectifs de la maladie, votre proche est avant tout une personne unique, de même que vous, et que votre relation. Cette relation va se modifier progressivement avec le temps, du fait des troubles inhérents à la maladie et du mode de réaction du malade face à ses troubles. Votre mode de réaction face aux modifications du malade sera probablement lui-même en perpétuel changement.

Vous devrez gérer les remaniements accompagnant le projet de s'occuper du malade : vous occupez une place essentielle dans la prise en charge de ce dernier. Cette place est difficile puisque vous changez de statut, devenant quasiment un soignant, alors que vous n'étiez pas préparé à occuper cette fonction dans tout ce qu'elle implique de remaniements. Vous allez vous trouver confronté à de multiples modifications dans l'organisation de votre espace et de votre temps. Vous vous trouverez face à une charge physique dont la lourdeur sera croissante, accompagnée d'une douleur morale souvent importante. Ce tableau difficile se complexifie si vous êtes vous-même âgé, si votre santé physique ou mentale est fragile, si vous vous retrouvez seul à gérer cette situation. Votre investissement peut vous mettre en rupture avec votre environnement social, renforçant votre souffrance. Cependant cette douleur est parfois rassurante, car elle évite votre culpabilité à l'idée d'abandonner votre parent. La maladie d'Alzheimer touche l'ensemble du système familial : chacun, selon sa place et son rôle dans le système familial, réagit de façon individuelle aux changements observés chez le parent et se fait une opinion, avec ses propres représentations de la maladie, de son sens et de son origine. Ces divergences de vue peuvent être à l'origine de conflits au sein de la famille. Par exemple au moment du placement, s'il est envisagé, chacun va réagir selon son lien, ses convictions, faisant resurgir des conflits familiaux. L'équilibre complexe qui existe entre les membres de la famille peut être remis en cause.

99 | Quelles sont les limites de mon accompagnement ?

Près de 8 malades sur 10 vivent à domicile. On estime que 70 % des conjoints et 49 % des enfants passent plus de 6 heures par jour à prendre en charge le malade (rapport de l'Office parlementaire d'évaluation des politiques de santé, 2005). L'impact sur les proches est alors ausssi bien d'ordre psychologique (troubles du sommeil, dépression) que physique (surmortalité ches les aidants) et financier.

Votre accompagnement ne doit pas vous empêcher, au contraire, d'être conscient de vos limites.

- **La capacité à prendre soin de vous** : il est important que vous trouviez un espace de vie où vous vous ressourcerez. Autorisez-vous à avoir votre propre domaine de créativité, de détente et de sérénité.

- **Accepter vos limites** physiques et psychologiques. Au cours de l'accompagnement, il est nécessaire de savoir s'écouter et ne pas vous mettre en péril psychologique. La demande du malade est très lourde et ne peut trouver parfaite satisfaction. Certaines frustrations seront incontournables et vous connaîtrez des moments d'impatience normaux, inhérents à la charge physique et psychologique d'un tel accompagnement. Il faut savoir reconnaître et accepter à ce moment-là que la situation devient trop difficile à supporter et qu'il vous faut un répit. Autorisez-vous à ne pas être toujours parfaitement performant.

- **Accepter les différents sentiments qui vous animent** : par exemple, l'envie de fuir (parce que la situation est difficile à gérer, qu'elle vous renvoie à votre propre angoisse de vieillir ainsi), la colère, l'agressivité, l'irritabilité, l'épuisement, le sentiment de solitude et d'isolement, la tristesse, l'anxiété, la frustration, mais aussi des sentiments de joie parfois. Certains optent pour ce qu'on appelle un deuil anticipé : « Je préfère ne plus venir le voir, je préfère garder son image telle qu'il était avant, de toute façon, ça ne sert à rien parce qu'il ne me reconnaîtra pas. » Cette attitude peut générer un sentiment de culpabilité. Il n'est pas question de porter un jugement de valeur sur une telle attitude mais plutôt de réfléchir au sens de votre comportement.

- **Accepter de recevoir de l'aide** : essayez d'identifier quand vous pouvez avoir besoin d'aide. C'est important pour de multiples raisons, telles que :
  - la prévention de la maltraitance (parce que vous êtes épuisé psychiquement ou physiquement, vous pouvez avoir recours à des mots durs vis-à-vis de votre parent en lui faisant ressentir ses difficultés ou votre « ras le bol » de la situation, vous pouvez de même, par fatigue, être brutal quand vous l'aidez à la toilette, etc.),
  - l'évitement de l'épuisement.

Accepter d'être aidé nécessitera pour certains d'entre vous une maturation, c'est-à-dire un délai de réflexion que chacun se doit de respecter, avant que vous puissiez admettre cette perspective. Demander de l'aide peut générer un sentiment de honte et de culpabilité mais accepter d'être secondé ne veut pas dire que l'on n'est pas à la hauteur, bien au contraire : il faut savoir être conscient de ses limites (cf. question 94).

- **Gérer la culpabilité en acceptant des moments de repos** : la situation d'accompagnement, source de tensions multiples, peut être à l'origine d'une dépression, de troubles somatiques répétés, de fatigue excessive, de troubles du sommeil (il est recommandé de faire de la relaxation), de perte d'appétit, etc. Ménagez-vous des temps de repos. Pour cela, il existe différents types de lieux d'accueil de la personne malade : accueil de jour, accueil de nuit, séjours de vacances. Toutes ces structures vous permettent de faire une pause et de passer le relais (cf. question 102). Le répit est nécessaire, mais se heurte parfois au coût de la prise en charge par un tiers et à la culpabilité engendrée par la séparation. N'oubliez pas que si vous êtes la personne la plus importante pour votre parent Alzheimer, il vous faut garder une bonne santé physique et mentale.

100 | Que peuvent m'apporter les groupes de parole ?

Les principaux objectifs des groupes de parole pourraient se décliner en plusieurs axes : l'expression, la prévention et la réflexion.

Un lieu d'expression susceptible de vous offrir un cadre neutre vous permettant de dire ce que personne autour de vous ne voudrait ou ne pourrait entendre : il s'agit d'un lieu spécifique de partage et de confrontation des expériences, de verbalisation de votre souffrance et des difficultés auxquelles vous vous trouvez confronté. Il s'agit d'un lieu visant à réduire votre détresse et à vous soutenir.

Un lieu de prévention qui vous offrira donc la possibilité de :
- prévenir la dégradation des relations familiales,
- prévenir les risques de routine, d'épuisement,
- prévenir les risques de maltraitance en prenant conscience de certains dérapages,
- lutter contre les vécus d'isolement et de solitude liés à l'accompagnement.

Un lieu de réflexion à même de :
- vous permettre d'admettre la maladie de votre parent,
- vous aider à améliorer cet accompagnement, les conditions de vie de votre parent ainsi que les vôtres,
- vous valoriser dans votre rôle et votre action,
- donner du sens à votre intervention,
- favoriser la compréhension de ce que vous vivez et de ce que votre parent peut ressentir,
- vous aider à prendre conscience que vous avez besoin de moments de répit en vous déculpabilisant,
- vous permettre de recevoir un retour sur votre intervention en sachant que cela suppose une certaine remise en question de votre pratique,
- changer votre regard sur vous-même et sur le malade en vous déculpabilisant « de ne pas en faire assez », en vous éloignant du sentiment d'être « impuissant » face à cette maladie.

Ces groupes peuvent également s'adresser aux personnels intervenants à domicile.

101 Que peut m'apporter un psychologue ?

L'interrogation qui sous-tend cette question est en réalité : « Que peut m'apporter une thérapie ? » Appuyons-nous sur le discours d'une patiente afin de mieux saisir le sens d'une thérapie.

Il me semble avoir compris pourquoi

Mme A. est reçue par la psychologue quelques semaines après l'hospitalisation de sa mère et évoque les effets de sa thérapie :

« J'ai démarré ma thérapie un an après avoir su que ma mère était atteinte de la maladie d'Alzheimer. En réalité, à ce

moment-là, ma vie ne ressemblait plus à grand-chose : je n'avais plus le temps de rien faire, je n'existais que pour ma mère qui me faisait vivre dans une angoisse permanente et avec ça, j'avais mon père qui avait sa maladie cardiaque.
Je me suis installée avec eux parce que je voyais bien que papa ne pouvait plus s'occuper de maman et je voyais aussi combien la voir vieillir comme ça le rendait malheureux. Je n'aurais jamais pensé, il y a quelques années de cela, qu'il puisse être autant touché par ce qui pouvait arriver à maman. Papa a toute sa tête, lui. Il n'a jamais été d'accord pour que je vienne m'installer parce qu'il me disait que je devais faire ma vie et que mes visites seraient déjà beaucoup. Je voyais qu'il était malade mais, surtout, je me sentais une responsabilité vis-à-vis de lui et comme une dette par rapport à ma mère.
À ce moment-là, j'ai arrêté de travailler parce que je pensais que plus je passerais de temps avec eux mieux ils seraient protégés, j'avais l'impression qu'ils ne pouvaient plus vivre sans moi, j'étais devenue indispensable. Dans mon esprit, c'était la première fois de ma vie que je ressentais cela et je pense, à y réfléchir maintenant, que je me suis jetée sur cette place parce que je souhaitais repartir à la conquête de mes parents, c'était une manière pour moi d'exister au milieu d'eux d'une manière positive. Quelque part, malgré la douleur inexprimable que j'ai ressenti et qui m'a rongée, je crois que d'avoir été auprès d'eux m'a redonné confiance en moi et m'a permis de me percevoir comme quelqu'un de bon.
En fait, j'ai pris conscience, avec la thérapie, des raisons qui m'avaient poussée à m'engager auprès d'eux. Au début, je me disais simplement que, si je le faisais, c'était parce qu'ils étaient mes parents et qu'ils avaient été comme ils avaient été mais qu'ils m'avaient élevée et que je leur devais ça. Maintenant, il me semble avoir compris pourquoi. J'ai compris que je devais réfléchir parce que je n'étais pas avec eux par hasard et je dois avouer que ça m'a demandé des efforts parce que ça a réveillé des choses auxquelles je n'avais plus envie de penser mais qui étaient restées quelque part en moi. Ce que j'ai compris m'a permis d'accepter plus facilement la situation.
Ma mère, aujourd'hui, est dans votre institution, je me suis en partie séparée d'elle, ce que je n'aurais jamais cru possible il y a quelques années. »

Au regard de cet exemple, nous pouvons isoler certains points intéressants :

- Rencontrer un psychologue offre un lieu et un temps d'écoute où il vous sera possible de verbaliser votre ressenti, c'est-à-dire de convertir en mots vos différentes émotions.
- Les mécanismes psychiques sont complexes et il est important, si l'on est en souffrance psychologique, de pouvoir en parler afin de prendre une forme de distance, afin de construire votre propre réflexion sur le sens de vos actions (pourquoi on aide son parent par exemple).
- La souffrance d'une personne accompagnant un parent Alzheimer est toujours très individuelle, car elle est liée à son histoire de vie personnelle. Cette douleur sera donc à resituer dans le cadre de votre histoire relationnelle : le psychologue vous aidera à vous interroger sur le sens de votre relation avec votre parent, à comprendre le sens de votre accompagnement.
- Ces diverses réflexions devraient vous permettre de trouver en vous des solutions plus adaptées, qui vous aideront à vivre mieux.
- Cette démarche sera également tout à fait bénéfique pour votre parent accompagné, car moins vous serez en souffrance, plus vous serez disponible pour lui.

102 Existe-t-il des structures d'accueil temporaires permettant de faire une pause ?

Il est fondamental de vous offrir des moments de répit qui favoriseront la qualité de la prise en charge au quotidien. Cette perspective vous permettra de vous donner l'énergie et de vous réinvestir dans votre relation avec votre parent. C'est une alternative à l'hospitalisation ou à l'institutionnalisation. Cette alternative peut être :

- **L'hôpital de jour**, structure médicalisée financée par l'assurance maladie (cf. question 89), qui prendra en charge votre parent plusieurs fois par semaine dans un objectif de rééducation avec une équipe pluridisciplinaire.
- **Un accueil de jour thérapeutique**, souvent réalisé dans les maisons de retraite. Le financement est à votre charge. Les objectifs de ces structures sont d'accueillir les patients, de maintenir une socialisation et de vous soulager.
- **L'hébergement temporaire**, c'est-à-dire l'hospitalisation en soins de suite ou de réadaptation pour un temps déterminé ou en institution type maison de retraite. En soins de suite le financement est assuré à 100 % par l'assurance maladie, en maison de retraite, le financement est à la charge du patient ou de la famille.

L'objectif de la prise en charge est de favoriser le maintien à domicile grâce à la mise en place d'aides. L'assistante sociale (celle de l'hôpital si le malade a été hospitalisé ou consulte sur place, sinon celle de la commune) vous aidera dans vos démarches.

103 Existe-t-il des aides au maintien à domicile ?

Vous pouvez faire appel au service de soins infirmiers de la commune. Les places sont malheureusement insuffisantes, mais vous pourrez alors faire appel à des infirmières libérales. Leur mission est l'assistance à la toilette, aux soins de nursing, la réalisation de soins d'hygiène, l'aide au transfert (lever, coucher), la surveillance de la prise des médicaments, la surveillance de la tension artérielle. Les soins infirmiers sont réalisés sur une prescription médicale qui précise la nature des soins à effectuer et leur périodicité. L'intervention peut être hebdomadaire, pluriquotidienne (même les jours fériés), en fonction des besoins des patients. Le financement est assuré par l'assurance maladie, dans le cadre des affections faisant partie de la liste des maladies de longue durée ou assimilée, dont la maladie d'Alzheimer.

L'aide ménagère, de quelques heures par semaine à un passage quotidien, va vous apporter un soutien essentiel. Ses missions sont définies en fonction des besoins du malade et de ses souhaits. Cela va du ménage fait « avec le malade » à la réalisation des repas, au lavage du linge et au repassage, jusqu'à la possibilité de faire les courses. Ces services dépendent des mairies et le coût horaire dépend des ressources du bénéficiaire. L'aide ménagère n'a pas reçu de formation particulière et n'est donc pas habilitée à administrer des médicaments ou aider à l'alimentation, ni à faire des soins de nursing.

Dans le cadre d'associations, une auxiliaire de vie peut intervenir pour assurer le maintien à domicile. Son rôle est d'accompagner le malade en établissant une relation personnalisée dans les actes de la vie quotidienne, ménage, repas, mais également aider à la toilette. Le financement est entièrement à la charge de la famille.

Le portage des repas à domicile est assuré le plus souvent par la commune. Il est possible quand la personne peut encore faire réchauffer son repas ou qu'une tierce personne telle une aide-ménagère peut l'aider. Très souvent, il est demandé à l'aide-ménagère de passer au moment du repas, pour la préparation de celui-ci et pour que la personne ne soit pas seule à ce moment fondamental. Le coût du repas dépend des ressources.

La mise en place d'une télé-alarme. Ce système permet d'envoyer un signal de détresse à distance, à destination de la famille, des voisins, des amis, d'un centre d'écoute ou d'une association de maintien à domicile, pour obtenir un secours rapide. Le bouton d'alerte peut être intégré dans un bracelet ou un collier. Ce système représente une sécurité pour la personne en perte d'autonomie, mais également pour les proches. Il est surtout utile au début de la maladie car, par la suite, le plus souvent la personne âgée ne le porte pas sur elle, par oubli ou parce qu'elle n'en comprend pas la nécessité.

L'acceptation de la présence d'intervenants ne va pas de soi. Si celle-ci vous pose un problème, essayez de réfléchir à ce qu'elle vous renvoie : vous pouvez vous sentir remis en question dans votre place par rapport à votre parent malade. Il est essentiel pour vous de ne pas vivre cette présence comme une intrusion, mais comme une aide réelle. Il est évident que votre ressenti sera fonction à la fois de vos attentes, de vos appréhensions (s'il en est), de la personnalité de l'intervenant et de sa manière de s'inscrire dans cette fonction. Au-delà de leur rôle technique, les auxiliaires de vie, par exemple, peuvent apporter un regard neuf, non marqué par le partage d'une histoire de vie et de toute la dimension affective dans laquelle vous vous trouvez forcément pris. Ce regard neuf pourra vous permettre de repenser votre position, de la réajuster, dans tous les cas d'interroger ou de réinterroger votre place. Et bien sûr, cette intervention présente un intérêt réel en terme de repos.

104 Quand envisager un placement ? Comment savoir si la structure va être adaptée ?

Le placement consiste à faire intégrer au patient une institution d'hébergement telle qu'une maison de retraite médicalisée ou un service de soins de longue durée. Un placement ne s'envisage pas seulement en fonction du degré de dépendance de la personne : il est l'aboutissement de l'étude de nombreux paramètres qui, en s'ajoutant, rendent le maintien à domicile difficile. Le choix du moment du placement est avant tout très subjectif, intimement lié à votre histoire.

Les différents paramètres qui orientent vers la perspective du placement sont :
- la dépendance de plus en plus croissante : elle est le plus souvent ce qui oriente la réflexion vers l'institutionnalisation,
- votre capacité d'acceptation (la difficulté d'acceptation peut parfois conduire à éloigner ce qui ne peut pas être compris),
- votre disponibilité physique,
- vos ressources financières,
- vos ressources psychiques : votre état de fatigue, l'épuisement, la dépression qui peut lui être associée, l'angoisse de voir un miroir potentiel de votre propre vieillesse, le refus d'accompagnement pour diverses raisons appartenant à votre histoire familiale,
- votre sentiment d'impuissance,
- votre douleur face à une avancée dans le déclin,
- votre désir de vous ressourcer.

Envisager et réaliser un placement représente souvent un lourd travail psychique, du fait d'un profond sentiment de culpabilité, de la souffrance de se séparer de son parent, de la douleur de se « sentir incapable de faire face ». C'est parfois à la suite d'une hospitalisation pour des raisons somatiques aiguës que la perspective du placement est proposée par les médecins et services sociaux. Elle nécessite un temps plus ou moins long de mûrissement, variable selon l'avancée de votre réflexion au moment où la proposition vous est faite.

Cette démarche, qu'elle soit proposée par un tiers ou qu'elle résulte de votre maturation reste, le plus souvent, douloureuse et difficile, parce que :
- elle impose la séparation d'avec un être aimé,
- si vous vous êtes engagé auprès de votre parent à ne jamais le placer et à vous en occuper jusqu'à la fin de sa vie, cela peut devenir source de culpabilité,
- elle est source d'ambivalence (désirs contradictoires),
- c'est une situation anxiogène où se mêlent de nombreux questionnements quant à la qualité de la prise en charge du parent.

Le placement n'est pas le synonyme d'un échec de la prise en charge ni d'une incompétence de votre part. Il reflète plutôt la réalité difficile d'un accompagnement à domicile qui sollicite une énergie importante, physique et psychique... qu'on est tout à fait en droit de ne plus avoir parce que la situation est réellement épuisante. Pour vous aider à l'accepter et vous rassurer quant à la qualité de la prise en charge, adressez-vous à l'établissement qui accueillera votre parent : il vaut mieux se rendre compte sur place de la qualité de l'accompagnement plutôt que de se fier uniquement à la brochure. Vous pourrez ainsi bien connaître son fonctionnement. Par la suite, cela vous permettra de rester en interaction avec les soignants, d'échanger des informations sur votre parent (son parcours de vie, ses habitudes, ses désirs, etc.). En étant porteurs de l'histoire de votre parent, vous contribuez à une meilleure prise en charge.

Visiter l'établissement

En visitant la structure :
- Soyez attentif à la dimension relationnelle, c'est-à-dire au discours des soignants, à leur manière d'être en relation avec les malades (leur manière de les regarder, les mots employés, la manière dont

les malades sont touchés, écoutés) : tout ceci vous apportera des informations sur la valeur accordée par les soignants au respect de l'individu.
- Penchez-vous sur les « animations » proposées.
- Observez les repas, l'hygiène.
- Demandez si le personnel est formé à la prise en charge des personnes atteintes de la maladie d'Alzheimer.

Les associations de familles de patients Alzheimer placés en institution partageront avec vous leur propre expérience et seront probablement en mesure de répondre à vos interrogations. Ces échanges vous permettront d'atténuer les sentiments douloureux qui accompagnent la prise de décision et vous aideront par la suite à accepter la situation. Le placement n'est pas un abandon et ne vous empêche pas d'avoir votre place auprès de votre parent. Plus disponible, en prenant davantage de temps pour vous ressourcer, vous serez plus présent et plus efficace avec lui. En effet, rien n'empêche, en institution, d'aider votre parent à manger, s'habiller, faire une balade, etc.

Généralement, l'entrée en maison de retraite est souvent « définitive ». Cependant, le malade peut retourner chez lui ou être orienté vers une autre structure si celle dans laquelle il se trouve ne répond plus à ses besoins ou ne vous paraît pas adaptée. Il peut arriver, quand le malade Alzheimer atteint un stade trop avancé, que la maison de retraite ne soit plus en mesure d'assumer la prise en charge, surtout si elle n'est pas formée à ce type de pathologie. Dans ce cas, des hôpitaux généraux et gériatriques offrent des unités de soins de longue durée (anciennement nommées unités de « long séjour »).

105 Comment préparer mon parent à la perspective d'un placement ?

Les modalités de cette préparation sont étroitement liées aux capacités de compréhension et d'acceptation de votre parent (cf. question 32). Se séparer de la maison, lieu symbolique de toute une vie passée, toute une histoire, demande souvent, pour la personne malade, une période d'adaptation qui peut passer par des moments d'agressivité, de colère, de tristesse, donc de douleur. Le patient a pu passer toute une vie à investir ce lieu de vie, qui est le sien et celui de ses proches. La maison est aussi le lieu de la sécurité. Partir de chez soi nécessite donc d'accepter de se séparer de son intérieur, de ses meubles, de sa vaisselle, etc., de chacune de ces parties qui renvoient à un moment de son passé. La maison est un lieu de repères, donc un lieu souvent rassurant.

Inversement, l'institution est souvent vécue sur un mode anxiogène du fait de la part d'inconnu qu'elle comprend. Le patient doit donc se préparer à se séparer d'un lieu familier, voire de personnes familières (enfants, frères et sœurs, conjoint...). L'institution est un lieu de vie en communauté qui nécessite une certaine acceptation de la vie en société, société malade qui renvoie une image douloureuse de l'avenir. Si la compréhension est relativement préservée, vous pouvez proposer à votre parent d'aller visiter l'établissement afin qu'il puisse évoquer son ressenti par rapport à ce qu'il en aura perçu. Faites en sorte que votre parent puisse emporter des objets auxquels il est attaché, la séparation sera moins douloureuse avec des objets qui offrent des repères.

106 Est-il normal de ressentir de la douleur et de la culpabilité lors du choix de placer mon parent ?

L'entrée volontaire d'une personne en institution est un principe éthique essentiel mais, en pratique, souvent difficilement applicable pour des personnes atteintes de maladie d'Alzheimer. La majeure partie des personnes âgées (malades ou non) disent et répètent à leurs enfants leur souhait de rester chez elles et d'y mourir. Le discours des malades Alzheimer est la plupart du temps peu différent, mais ils se trouvent insuffisamment capables, suivant le degré d'évolution de la maladie, de mesurer leur niveau d'atteinte et de mesurer que leur vie à domicile devient difficile à maintenir. De votre côté, il n'est pas rare qu'en début de pathologie (ou même avant), vous ayez fait la promesse de toujours vous occuper de votre parent et de ne jamais « le mettre dans un mouroir ». Mais à ce moment-là, il est possible que vous n'ayez pas mesuré le caractère douloureusement évolutif de la maladie.

Rares sont les entrées en institution sereinement vécues par le malade et sa famille d'autant plus si cette décision est prise en situation de crise. Cette difficulté peut être cause de la non-adhésion par le malade à ce projet, ce qui entraîne souvent une culpabilité de votre part (d'autant que le refus s'accompagne de tout un cortège de comportements : colères, reproches, accusations, menaces, agitation, tristesse...). À cela peuvent s'ajouter une multitude de sentiments divers (et parfois contradictoires) : votre sentiment de devoir et d'obligation familiale qui vous fait alors vous sentir en situation d'échec face à la prise en charge, la tristesse de devoir vous séparer de votre parent, votre inquiétude face à la qualité de la prise en charge en institution, le sentiment de perdre une certaine place dans sa vie, etc. Il s'agit bien là de travail de deuils multiples, mais nécessaires pour continuer à maintenir la relation et poursuivre votre vie avec une certaine tranquillité.

L'épouse de Monsieur G.

Monsieur G., atteint d'une maladie d'Alzheimer sévère, vit avec son épouse. Il présente fréquemment des troubles du comportement qui prennent la forme de l'agressivité, rendant le maintien à domicile difficile. Lors de la consultation spécialisée et devant l'épuisement de son épouse, une institutionnalisation est proposée. L'épouse de Monsieur G. évoque ses nombreuses années de mariage heureuses et l'engagement pris auprès de son mari de ne jamais le mettre en maison de retraite. Elle manifeste son désir de garder son mari à la maison et sa difficulté à gérer au quotidien les troubles du comportement.

107 Comment continuer à accompagner mon parent placé dans une institution ?

Il arrive, à un moment donné de l'accompagnement, que pour votre proche comme pour vous le départ en institution devienne le seul mode possible de prise en charge. Envisager et réaliser le placement de son parent est souvent douloureux (cf. question 106). Cette « mise en institution » n'est pas la conséquence d'un échec de prise en charge : il est évident que le maintien au domicile a ses limites et, d'ailleurs, l'accompagnement ne s'arrête pas aux portes de l'institution.

Que signifie exactement le terme « accompagnement » ? En institution (maison de retraite ou service de soins de longue durée), certains actes comme l'aide à la toilette, à l'habillage, au repas, etc., seront désormais réalisés par les soignants. Mais l'accompagnement est une notion qui dépasse largement cet aspect technique du soin. Vous pouvez ainsi continuer à accompagner votre parent selon deux axes :

Indirectement :

- en vous entretenant et en échangeant régulièrement avec le personnel soignant afin de suivre l'évolution de votre parent, mais également pour marquer votre intérêt, ce qui est un élément motivant pour l'équipe ;
- en apportant des informations concernant l'histoire de vie de votre parent, susceptibles d'éclairer la compréhension de son comportement : quelles sont ses habitudes, quels événements ont marqué sa vie, quelles sont les personnes importantes pour lui, etc.

Il s'agit de fournir les éléments qui permettront aux soignants de mieux connaître votre parent afin de gérer au mieux son comportement et de répondre le plus adéquatement possible à ses besoins et à ses désirs. Par l'alliance que vous formerez avec l'équipe soignante, vous permettrez à votre parent d'avoir un accompagnement personnalisé, adapté à sa propre histoire, selon ses propres repères.

Directement :

Ce n'est pas parce que vous ne serez pas présent au moment de la toilette ou de certains repas que votre place n'a plus d'importance ! Ne perdez jamais de vue que vous êtes un repère pour votre parent, du fait de votre histoire affective, de tout ce que vous avez partagé avec lui. Ce repère est en soi « thérapeutique ». Que pouvez-vous donc faire concrètement ?

- Vous pouvez vous entretenir avec l'équipe soignante des moments où il vous est possible d'intervenir sans déranger le fonctionnement de l'institution : lors des repas, pour emmener votre parent en promenade (si cela lui est possible), lors de l'habillage, etc.
- De même, vous pouvez demander ce qu'il est possible d'apporter pour aider votre parent à conserver

des repères et personnaliser son espace de vie : des objets familiers, des vêtements, etc.

– Surtout, c'est votre présence qui est essentielle, même si vous n'avez pas d'activité particulière auprès de votre parent : vous êtes pour lui un repère unique.

La pierre angulaire de l'accompagnement est la relation : l'institution ne prend pas votre place et personne ne remplacera la relation qui vous lie à votre parent. Votre présence, vos mots, vos gestes ont une valeur essentielle, qui grandit encore lorsque votre parent est en institution : dans cet univers d'« inquiétante étrangeté », vous restez une source essentielle de soutien pour lui.

108 Quelles sont les principales mesures proposées par le Plan national 2008-2012 concernant la maladie d'Alzheimer et les maladies apparentées ?

Dans le rapport intitulé « Pour le malade et ses proches : chercher, soigner et prendre soin », remis le 8 Novembre 2007 au Président de la République, la commission présidée par le Pr Ménard[1] propose 28 recommandations et 48 mesures pour améliorer la prise en charge de la maladie d'Alzheimer. Celles-ci concernent principalement la place du malade « au cœur de l'action », les efforts pour la recherche, l'amélioration du parcours de soins et le soutien aux aidants.

L'accent est principalement mis sur l'importance du **développement de la recherche** : des financements seront accordés, de manière prioritaire, à la création d'une fondation de coopération scientifique dont l'ob-

1. M. Joël MENARD, Professeur de Santé Publique, spécialiste des maladies cardio-vasculaires, ancien Directeur général de la Santé.

jectif sera de fédérer les équipes de recherche sur la maladie.

Afin d'**améliorer le parcours de soin**, davantage de centres de consultation mémoire seront développés. Une place importante sera désormais accordée au médecin traitant considéré comme un acteur essentiel du parcours de soin. Aussi, une carte d'information sera créée pour chaque malade.

Un autre axe du plan Alzheimer visera à « **apporter une réponse personnalisée et évolutive** » à chaque malade en désignant un référent médico-social unique : ainsi, un plan individualisé de soins et de services devra être adapté à chaque malade.

Des mesures visant à **favoriser le maintien à domicile** sont proposées. Au plan financier, elles reposent sur l'amélioration de l'offre des services de soins et d'aide à domicile, la facilitation de l'aménagement et de l'adaptation des logements et l'amélioration de la formation des personnels.

Par ailleurs, la création d'unités de soins et d'activités spécifiques dans les établissements pour personnes âgées accueillant des malades d'Alzheimer visera à **améliorer la qualité d'accueil en établissement**. Il est prévu que soient créées des petites unités d'une douzaine de personnes.

La commission prévoit de **promouvoir et de valoriser les métiers liés à la maladie d'Alzheimer** en prenant davantage en compte et en considération la technicité des compétences dans la rémunération et d'améliorer la formation des professionnels de santé.

Enfin, des mesures nouvelles sont proposées afin de **renforcer le soutien aux aidants** qui bénéficieront désormais d'un statut spécifique ; les structures de répit tels que des accueils de jour, temporaires, seront plus diversifiées et les formations renforcées.

Conclusion

L'importance de la maladie d'Alzheimer est croissante en terme de santé publique. Par l'intermédiaire de notre ouvrage, nous avons souhaité transmettre l'état actuel des connaissances sur cette pathologie. Nous avons souligné que la maladie se caractérisait par des troubles de la mémoire associés à des troubles du langage, des gestes, du jugement, du comportement, etc., réduisant progressivement l'autonomie de la personne.

Il est fondamental pour les malades comme pour leurs proches qu'un diagnostic soit posé et que la maladie soit comprise, pour pouvoir organiser ensuite une prise en charge adaptée le plus précocement possible. Cette maladie est difficile, douloureuse psychiquement et affectivement, que la personne soit prise en charge au domicile ou en institution. Elle bouleverse autant le sujet malade que le système familial. En évolution permanente, elle vous interrogera sans cesse, rendant nécessaire un travail d'adaptation et d'acceptation à réactualiser perpétuellement.

Sur le plan thérapeutique, des progrès ont été réalisés ces dernières années. Mais, à ce jour, les médicaments traitent les symptômes et ne permettent pas encore de guérir de la maladie. La prise en charge de votre parent dans différentes structures, en pleine expansion, lui offre la possibilité de stimuler ses fonctions cognitives, de conserver un lien social, d'être à l'écoute de son vécu tout en vous soutenant. Votre place est fondamentale dans cette prise en charge difficile.

Vous avez fait la démarche de lire cet ouvrage, d'y puiser des outils. Nous espérons, au-delà de sa fonction informative, qu'il vous aidera à mieux comprendre à la fois que vous êtes un soutien unique pour votre parent, mais que pour lui apporter le maximum, il vous faut de votre côté vous préserver, et accepter vos limites.

ANNEXES

Échelle d'évaluation de la démence *Clinical Dementia Rating* (CDR)

Pour chaque niveau de démence, les 6 aspects suivants sont évalués :

1. Mémoire
2. Orientation temporospatiale
3. Jugement et résolution de problèmes
4. Comportement socioprofessionnel
5. Comportement à la maison
6. Soins personnels

CDR 0 : sujet sain

1. Absence de trouble de la mémoire ou quelques légers oublis occasionnels
2. Orientation correcte
3. Résout les problèmes de la vie quotidienne, jugement en accord avec le fonctionnement passé
4. Absence de retentissement sur la vie socioprofessionnelle
5. Vit à domicile, activités domestiques et de loisir maintenues
6. Indépendance totale

CDR 0,5 : démence incertaine

1. Quelques légers oublis occasionnels, restitution partielle des événements, « oubli bénin »

2. Orientation correcte, mais parfois de légères difficultés avec les relations temporelles
3. Doute quant à la capacité de résoudre des problèmes, de trouver des similitudes et des différences
4. Retentissement douteux ou léger sur la vie socioprofessionnelle
5. Vit à domicile, activités légèrement diminuées
6. Indépendance totale

CDR 1 : démence légère

1. Trouble de la mémoire modéré, plus marqué pour les faits récents, retentissement sur la vie quotidienne
2. Désorientation légère dans le temps, orientation correcte dans l'espace, parfois désorientation géographique
3. Difficultés modérées à résoudre des problèmes complexes, jugement social préservé
4. Difficultés modérées pour certaines des activités socioprofessionnelles, mais peut paraître normal lors d'un examen rapide
5. Difficultés légères mais certaines avec abandon des activités les plus complexes
6. Nécessite un peu d'aide pour les soins personnels, essentiellement à l'initiation

CDR 2 : démence modérée

1. Trouble sévère de la mémoire, seul le matériel surappris est restitué, le matériel récent est rapidement oublié

2. Désorientation habituelle dans le temps, souvent dans l'espace
3. Difficultés sévères à résoudre des problèmes, trouver des similitudes et des différences, jugement social habituellement mauvais
4. Absence d'activité indépendante en dehors du domicile, toutefois pas de nécessité d'un placement en institution
5. Maintien des activités les plus simples, intérêts limités et peu soutenus
6. Nécessite une aide pour s'habiller, faire la toilette et organiser ses effets personnels

CDR 3 : démence sévère

1. Trouble sévère de la mémoire, seuls quelques fragments sont préservés
2. Orientation limitée aux personnes, parfois réagit uniquement à son nom
3. Incapacité de résoudre des problèmes ou porter un jugement
4. Absence d'activité indépendante en dehors du domicile, maintien à domicile impossible
5. Aucune activité en dehors de sa chambre
6. Nécessité d'une aide importante pour les soins personnels, souvent incontinent

Source : Hugues C.P., Berg L., Danziger W.L., Coben L.A., Martin R.L. A new clinical scale for the staging of dementia. Brit. J. Psychiatr. *1982, n° 140, pp. 566-572.*

Mini Mental State Examination (M.M.S.E.)

Nom du/de la patient (e) : ______________________

Evalué(e) par : ______________________

Date : ____________

Cachet du médecin

ORIENTATION

Je vais vous poser quelques questions pour apprécier comment fonctionne votre mémoire.
Les unes sont très simples, les autres un peu moins.
Vous devez répondre du mieux que vous pouvez.

Quelle est la date complète d'aujourd'hui ? ______________________

■ Si la réponse est incorrecte ou incomplète, posez les questions restées sans réponse, dans l'ordre suivant :

	0 ou 1
1. En quelle année sommes-nous ?	
2. En quelle saison ?	
3. En quel mois ?	
4. Quel jour du mois ?	
5. Quel jour de la semaine ?	

■ Je vais vous poser maintenant quelques questions sur l'endroit où nous nous trouvons.

6. Quel est le nom de l'hôpital où nous sommes ?	
7. Dans quelle ville se trouve-t-il ?	
8. Quel est le nom du département dans lequel est située cette ville ?	
9. Dans quelle province ou région est situé ce département ?	
10. À quel étage sommes-nous ici ?	

APPRENTISSAGE

■ Je vais vous dire 3 mots ;
je voudrais que vous me les répétiez et que vous essayiez de les retenir car je vous les redemanderai tout à l'heure.

11. Cigare		Citron		Fauteuil	
12. Fleur	ou	Clé	ou	Tulipe	
13. Porte		Ballon		Canard	

Répéter les 3 mots.

ATTENTION ET CALCUL

■ Voulez-vous compter à partir de 100 en retirant 7 à chaque fois ?

14. 93
15. 86
16. 79
17. 72
18. 65

■ Pour tous les sujets, même pour ceux qui ont obtenu le maximum de points, demander :

Voulez-vous épeler le mot MONDE à l'envers : E D N O M

RAPPEL

■ Pouvez-vous me dire quels étaient les 3 mots que je vous ai demandé de répéter et de retenir tout à l'heure ?

19. Cigare		Citron		Fauteuil
20. Fleur	ou	Clé	ou	Tulipe
21. Porte		Ballon		Canard

LANGAGE

0 ou 1

■ Montrer un crayon.

22. Quel est le nom de cet objet ?

■ Montrer votre montre.

23. Quel est le nom de cet objet ?

24. Écoutez bien et répétez après moi :
PAS DE MAIS, DE SI, NI DE ET

■ Poser une feuille de papier sur le bureau, la montrer au sujet en lui disant : **Écoutez bien et faites ce que je vais vous dire :**

25. Prenez cette feuille de papier avec la main droite

26. Pliez-la en deux

27. Et jetez-la par terre.

■ Tendre au sujet une feuille de papier sur laquelle est écrit en gros caractères : « FERMEZ LES YEUX » et dire au sujet :

28. Faites ce qui est écrit.

■ Tendre au sujet une feuille de papier et un stylo, en disant :

29. Voulez-vous m'écrire une phrase, ce que vous voulez, mais une phrase entière ?

PRAXIES CONSTRUCTIVES

■ Tendre au sujet une feuille de papier et lui demander :

30. Voulez-vous recopier ce dessin ?

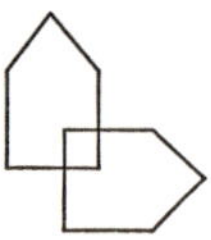

SCORE TOTAL (0 à 30)

Épreuve des cinq mots de Dubois

Premier rappel

1. **Montrer au sujet la liste de cinq mots** :

Mimosa – Éléphant – Accordéon – Abricot – Chemise

Consigne : « Je vais vous demander de lire ces cinq mots à voix haute et d'essayer de les retenir car je vous les redemanderai tout à l'heure. »

« Pouvez-vous, en regardant la feuille, me montrer et me dire quel est le nom : du fruit, de la fleur, de l'animal, du vêtement, de l'instrument de musique ? »

2. **Retourner alors la feuille et demander au sujet :**

« Pouvez-vous me dire les mots que vous venez de lire sur la feuille ? »

➔ Rappel libre : .../5

3. **Pour les mots non rappelés, et uniquement pour ceux-ci, demander :**

« Quel était le nom de... »

➔ Rappel indicé : .../5

Épreuve attentionnelle

L'objectif est de détourner l'attention du sujet pendant un temps suffisant pour permettre le rappel différé. Ce délai peut être utilisé pour étudier d'autres aspects du fonctionnement cognitif, par exemple demander au sujet de soustraire 100-7 (jusqu'à 65) ou effectuer une épreuve de compte à rebours de 100 jusqu'à 80.

Rappel différé

1. **Demander au sujet** :

« Pouvez-vous me redire les cinq mots que vous avez lus tout à l'heure ? »

➔ Rappel libre : .../5

2 **Pour les mots non rappelés, et uniquement pour ceux-ci, demander** :

« Quel était le nom de... »

➔ Rappel indicé : .../5

Rappel total

C'est la somme des rappels immédiats (libre + indicé) et des rappels différés (libre + indicé).

Le score normal doit être au-dessus de 8/10.

Échelle IADL

Cette échelle vise à évaluer le retentissement des troubles sur l'autonomie. Il en existe plusieurs formes : celle que nous présentons ici concerne les activités de la vie quotidienne.

Pour chaque catégorie, la notation ne peut être que de 0 (autonomie) ou 1 (dépendance). À la fin de l'évaluation, on additionne le nombre de points, et le score total obtenu, qui évalue l'autonomie, peut varier de 0 (autonomie complète) à 4 (perte d'autonomie).

A. Capacité à utiliser le téléphone

1. Utilise le téléphone de sa propre initiative et compose les numéros	**0**
2. Compose un petit nombre de numéros bien connus	**1**
3. Répond au téléphone mais n'appelle plus	**1**
4. Incapable d'utiliser le téléphone	**1**

B. Utilisation des moyens de transport

1. Peut voyager seul(e) et de façon indépendante	**0**
2. Peut se déplacer seul(e) en taxi, pas en autobus	**1**
3. Peut prendre les transports en commun si accompagné(e)	**1**
4. Transports limités au taxi ou à la voiture en étant accompagné(e)	**1**
5. Ne se déplace plus du tout	**1**

C. Responsabilité pour la prise des médicaments

1. S'occupe lui (elle)-même de la prise : dosage et horaires	0
2. Peut les prendre lui (elle)-même s'ils sont préparés à l'avance	1
3. Incapable de les prendre lui (elle)-même	1

D. Capacité à gérer son budget

1. Totalement autonome	0
2. Se débrouille pour les dépenses au jour le jour mais a besoin d'aide pour planifier les grosses dépenses	1
3. Incapable de gérer l'argent nécessaire à payer ses dépenses au jour le jour	1

GRILLE NATIONALE D'ÉVALUATION INDIVIDUELLE AGGIR

Dans le cadre de l'APA en établissement

Nom de la personne âgée :

VARIABLES DISCRIMINANTES		Modalité*
COHÉRENCE Converser et/ou se comporter de façon sensée		
ORIENTATION Se repérer dans le temps, les moments de la journée et dans les lieux		
TOILETTE Concerne l'hygiène corporelle		
	TOILETTE HAUT	
	TOILETTE BAS	
HABILLAGE S'habiller, se déshabiller, se présenter		
	HABILLAGE HAUT	
	HABILLAGE MOYEN	
	HABILLAGE BAS	
ALIMENTATION Manger les aliments préparés		
	SE SERVIR	
	MANGER	
ÉLIMINATION Assumer l'hygiène de l'élimination urinaire et fécale		
	ÉLIMINATION URINAIRE	
	ÉLIMINATION ANALE	
TRANSFERTS Se lever, se coucher, s'asseoir		
DÉPLACEMENT À L'INTÉRIEUR Avec ou sans canne, déambulateur, fauteuil roulant		
DÉPLACEMENT À L'EXTÉRIEUR À partir de la porte d'entrée sans moyen de transport		
COMMUNICATION À DISTANCE Utiliser les moyens de communication, téléphone, sonnette, alarme		

RÉSULTAT DU GROUPE ISO-RESSOURCES :

Date de l'évaluation :

Nom et signature du médecin coordonnateur qui remplit la grille AGGIR :

* A : Fait seul, totalement, habituellement ou correctement
* B : Fait seul, partiellement, ou non habituellement ou non correctement
* C : Ne fait pas

Adresses utiles

France Alzheimer
www.francealzheimer.org
21, boulevard Montmartre
75002 Paris
Tél. : 01 42 97 52 41
L'association France Alzheimer a pour but d'offrir une aide aux parents de personnes atteintes de la maladie d'Alzheimer. Elle est présente dans toute la France grâce à une centaine d'associations locales, dont vous pouvez trouver les coordonnées en contactant le siège national.

Index

A-B

C

D

E

G

H

I

K-L

M

N

O

P

R

S

T

V

Remerciements

Les auteurs tiennent à remercier Françoise Lagrange, cadre socioéducatif et Catherine Bichard, secrétaire médicale dans le service, pour son aide précieuse, ainsi que Jocelyne Gourlaouen et Alice Ducaille, qui leur ont apporté leur savoir en psychomotricité et en ergothérapie.

Table des matières

L'éditeur tient à remercier Flavie Baudrier
pour sa précieuse participation à cet ouvrage.

Illustrations : Laurent Blondel
Photocomposition : Nord Compo

Imprimé en France par Bussière Camedan Imprimeries

Achevé d'imprimer sur les presses de

BUSSIÈRE

GROUPE CPI

à Saint-Amand-Montrond (Cher)
en mars 2008

N° d'édition : S 04342/02. N° d'impression : 081023/1.
Dépôt légal : mars 2008.

Imprimé en France